BENITA CANTIENI
KARIN ALTPETER-WEISS

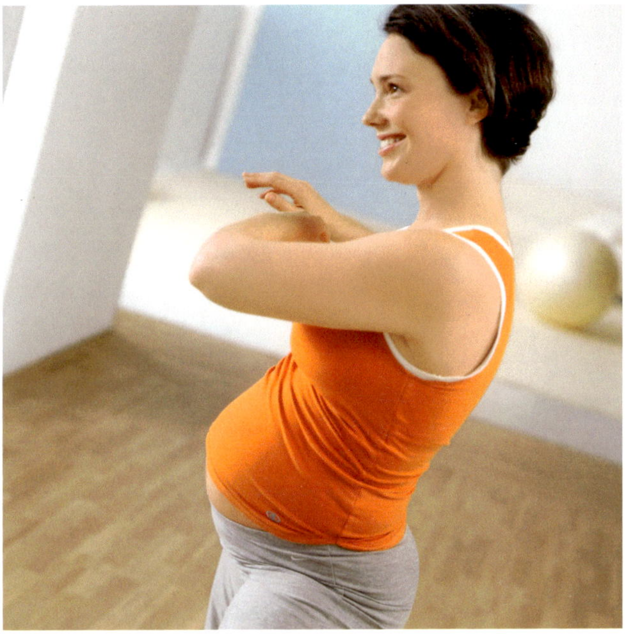

MamaFitness

Das einzigartige Training für eine unbeschwerte Schwangerschaft

Sigrid P.

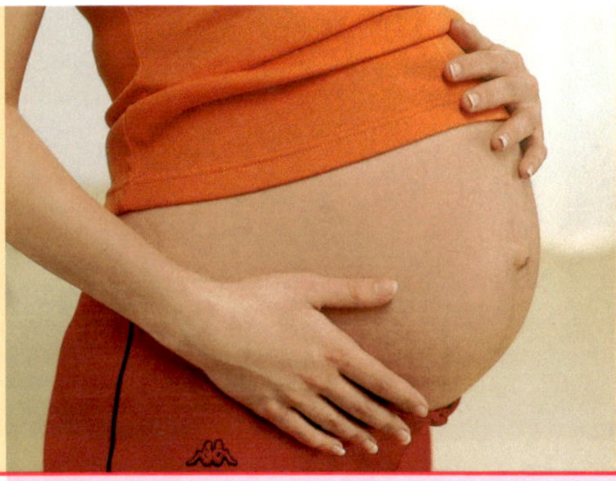

Fit durch die Schwangerschaft

Das CANTIENICA®-Grundprogramm

Schwangerschaft und Geburt

Inhalt

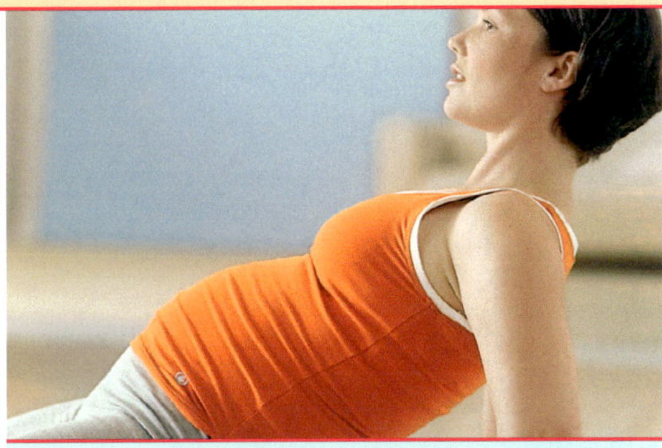

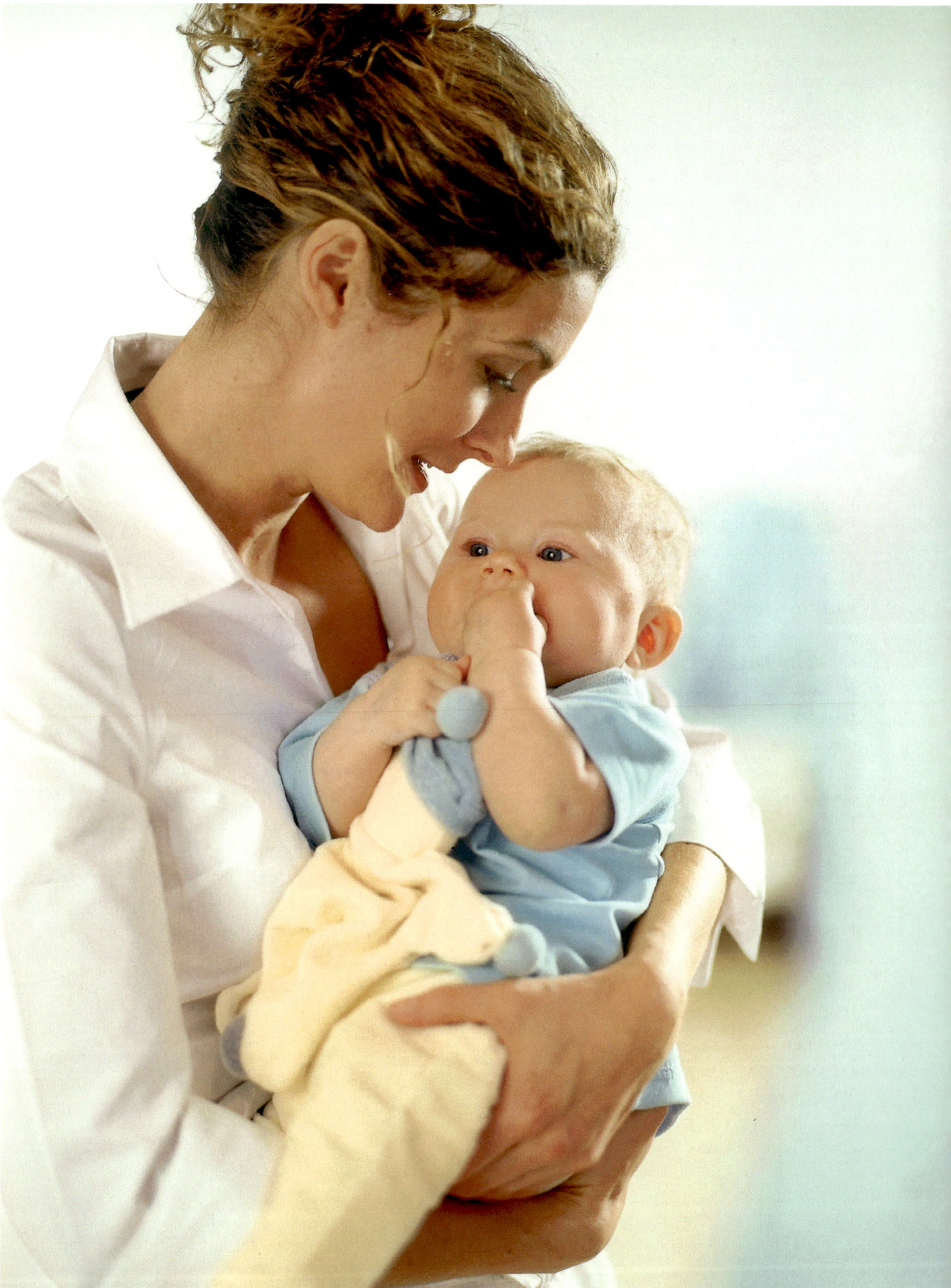

Fit für das große Abenteuer

Liebe Leserin,
während der Schwangerschaft ist der Körper der Frau lebendiger, verwandlungsfähiger, lernfähiger als in jeder anderen Lebensphase. Vertrauen Sie Ihrem Körper, halten Sie ihn fit. Das hält Sie und das heranwachsende Kind gesund. Und lassen Sie sich bloß nicht einreden, die Schwangerschaft sei eine Krankheit: Über 70 Prozent aller Schwangerschaften werden heute als »Risikoschwangerschaften« eingestuft. Die natürlichste Sache der Welt eine Gefahr für Mutter und Kind? Nein und noch mal nein!

Ich habe im Laufe der letzten acht Jahre in enger Zusammenarbeit mit Hebammen und Gynäkologen ein Trainingsprogramm entwickelt, das sich den Bedürfnissen schwangerer Frauen perfekt anpasst. Alle Übungen sind anatomisch sinnvoll aufgebaut und therapeutisch präzise. In den ersten Wochen unterstützen die Übungen das Einnisten des Embryos in der Gebärmutter. Sie erarbeiten sich Kraft, Haltung und Selbstvertrauen. Das Workout für den zweiten Abschnitt schenkt Ihnen Leichtigkeit in allen Lebenslagen und in jeder Bewegung, trotz des wachsenden Bauches. Sie richten Ihren Körper mühelos auf und schaffen so den optimalen Lebensraum für Ihr Kind. Ihre Organe bekommen ebenfalls mehr Raum. Im dritten Trimenon ist die Mobilisierung des Beckens zentral, Sie bauen Kraft auf für das, was meine Koautorin und »Vertrauenshebamme«, Karin Altpeter-Weiß, die »selbstbestimmte Geburt« nennt: Nur wer den eigenen Körper kennt, kann ihm vertrauen. Wer Selbstvertrauen hat, kann auch in den Turbulenzen der Geburt einen klaren Kopf bewahren und somit die »richtigen« Entscheidungen treffen. Eine leichte Geburt kann ich Ihnen nicht versprechen, aber mit den Übungen und den Atemmeditationen in diesem Buch schaffen Sie die besten Voraussetzungen dafür.

Erlauben Sie mir eine persönliche Bemerkung: Ich selbst habe nie geboren und werde es in diesem Leben auch nicht mehr tun. Sie haben mir also eine Erfahrung voraus, das ist mir schmerzlich bewusst. Für die Forschung aber war diese Nichterfahrung ein Vorteil: Ich konnte nicht von mir auf andere schließen. Jede Übung, jede Position, jede Atemvariante ist mit Hebammen und schwangeren Frauen erarbeitet worden und tausendfach erprobt. Die Programme sind effizient und absolut sicher, wenn Sie den Anleitungen genau folgen.

Herzlich
Benita Cantieni

Vom Glück der Selbstbestimmung

Ich bin seit 23 Jahren Hebamme. Damals wurden Frauen bei den ersten Anzeichen von Wehen praktisch an das Bett gefesselt und einer möglichst lückenlosen medizinisch-technischen Kontrolle unterworfen – selbstverständlich nur zum Schutz und zur Sicherheit für Mutter und Kind! Das Neugeborene wurde kopfunter in die Luft gestreckt – ein Klaps auf den Po – und dann zum Messen und Wiegen »entführt«, bevor die Mutter Kontakt aufnehmen konnte.
Glücklicherweise gefiel dieser Hightech-Betrieb im Kreißsaal weder den werdenden Müttern noch den Hebammen. Wer vor 20 Jahren eine Hausgeburt oder eine Wassergeburt wünschte, galt als verantwortungslos. Das hat mich und viele meiner Hebammenkolleginnen stark gemacht, um uns für Mutter und Kind stark zu machen. Heute haben wir die »sanfte Geburt« in allen Kreißsälen und Geburtshäusern etabliert.
Dieser Prozess hat mich als Hebamme parteiisch gemacht: Ich stehe auf der Seite von Mutter und Kind. Ich betrachte es als meine wertvollste Aufgabe, schwangere Frauen durch das Dickicht von Informationen und Möglichkeiten zu begleiten, ihnen die Angst zu nehmen, etwas falsch zu machen, und bei ihnen den Mut zur Selbstbestimmung zu wecken. Und natürlich suche ich nach immer neuen, immer besseren Wegen, wie schwangere und nichtschwangere Frauen wieder spüren, was sie brauchen und was ihnen gut tut.

Die CANTIENICA®-Methode unterstützt diese Selbstbestimmung. Ich lernte Benita Cantieni und ihre Forschung 1997 kennen und wusste sofort: Das ist die Anleitung, um die Sprache des eigenen Körpers wieder zu lesen und zu verstehen. Ein leichtes »Rezept«, einfach ausprobieren, wahrnehmen und fühlen, was gut tut und was nicht. Das Gute annehmen und das Nicht-Gute verwerfen. Einfach auf den eigenen Körper und auf sich selbst hören.
Anfangs tastete ich mich vorsichtig an das CANTIENICA®-Beckenbodentraining heran, war selbst noch gefangen in tradierten Vorstellungen. Doch ich lernte, dass wir dem Körper vertrauen können, dass er die Kompetenz besitzt, uns zu sagen, was gut für uns ist und was nicht. Meine Seele – und mein Spiegel – zeigten mir: Das ist der Weg.
Mit dieser Methode entdecken Sie, wie viel Kraft, Körperweisheit, Schönheit und Beweglichkeit Ihr Körper besitzt. Die Schwangerschaft ist ein wunderbarer Zeitpunkt, mit dieser Körperarbeit zu beginnen, der Nutzen kommt im Doppelpack.

Herzlich Ihre
Karin Altpeter-Weiß

Gute Mutter – krumme Mutter?

»Seit dem zweiten Kind ist mein Rücken rund.«
»In der Schwangerschaft wurde ich schief, seither habe ich diese Schmerzen.«
»Die Skoliose entwickelte sich in der ersten Schwangerschaft.«
»Der Beckenschiefstand kommt vom Kindertragen.«
»Ich habe halt drei Kinder aufgezogen.«

Irrtum in den Köpfen

Solche Sätze höre ich in meiner therapeutischen Arbeit fast täglich. Krumme Mutter – gute Mutter.
Gute Mutter – krumme Mutter? Wie konnte sich dieser Irrtum in die Köpfe schleichen? Fruchtbarkeitsgöttinnen in allen Kulturen sind so aufrecht, aufrechter geht es gar nicht! Auch in unserer christlich geprägten Zivilisation finden Sie kein Bild von einer krummen Mutter Gottes mit Kind – kerzengerade steht sie, das kerzengerade Kind auf dem Arm.
Die CANTIENICA®-Methode richtet Sie auf. Die Aufrichtung entlastet die Gelenke und die Wirbelsäule vom schnell wachsenden Gewicht des Bauches. Sie schafft auch mehr Raum im Becken für das heranwachsende Kind, damit die neun Monate zu zweit keine körperliche Belastung werden: weder für Sie noch für das Kind.
Die Aufrichtung schenkt Ihnen Kraft und Selbstvertrauen für die Geburt. Sie beeinflusst die Stimmung nach der Geburt. Es kommt dadurch sehr selten zu »ausgewachsenen« postnatalen Depressionen. Die aufrechte Haltung erleichtert das Stillen, fördert den Milchfluss und sie beschleunigt vor allem die Rückbildung, damit Sie für das neue Leben mit dem Kind alle Lebensenergie und Lebensfreude zur Verfügung haben. Es ist erwiesen, dass das erste und wichtigste Vorbild für die eigene Haltung die Mutter ist. Wahrscheinlich übernimmt das Kind die Haltung der Mutter schon während der Schwangerschaft. Es gibt also mindestens zwei gute Gründe, sich während der Schwangerschaft so gut wie möglich zu behandeln: Sie selbst und das Kind. Darin will ich Sie unterstützen.

Kleiner Test

Sie können die Probe aufs Exempel machen, jetzt sofort! Machen Sie Ihren Rücken krumm und bucklig, mit runden Schultern und eingesunkener Brust – lassen Sie die Mundwinkel hängen. Zwingen Sie sich, zwei unendlich lange Minuten so auszuhalten. Nehmen Sie wahr, wie sich Ihre Stimmung innerhalb dieser Zeit verändert.
Richten Sie sich wieder auf. Der Scheitelpunkt zieht nach oben zur Decke, Scham- und Steißbein fließen nach unten. Entspannen Sie die Schultern und ziehen Sie die Mundwinkel zu einem Lächeln hoch. Zwei Minuten so sitzen. Stimmt, jetzt fliegen die Sekunden. Nehmen Sie den Unterschied in Ihrem Wohlbefinden wahr.

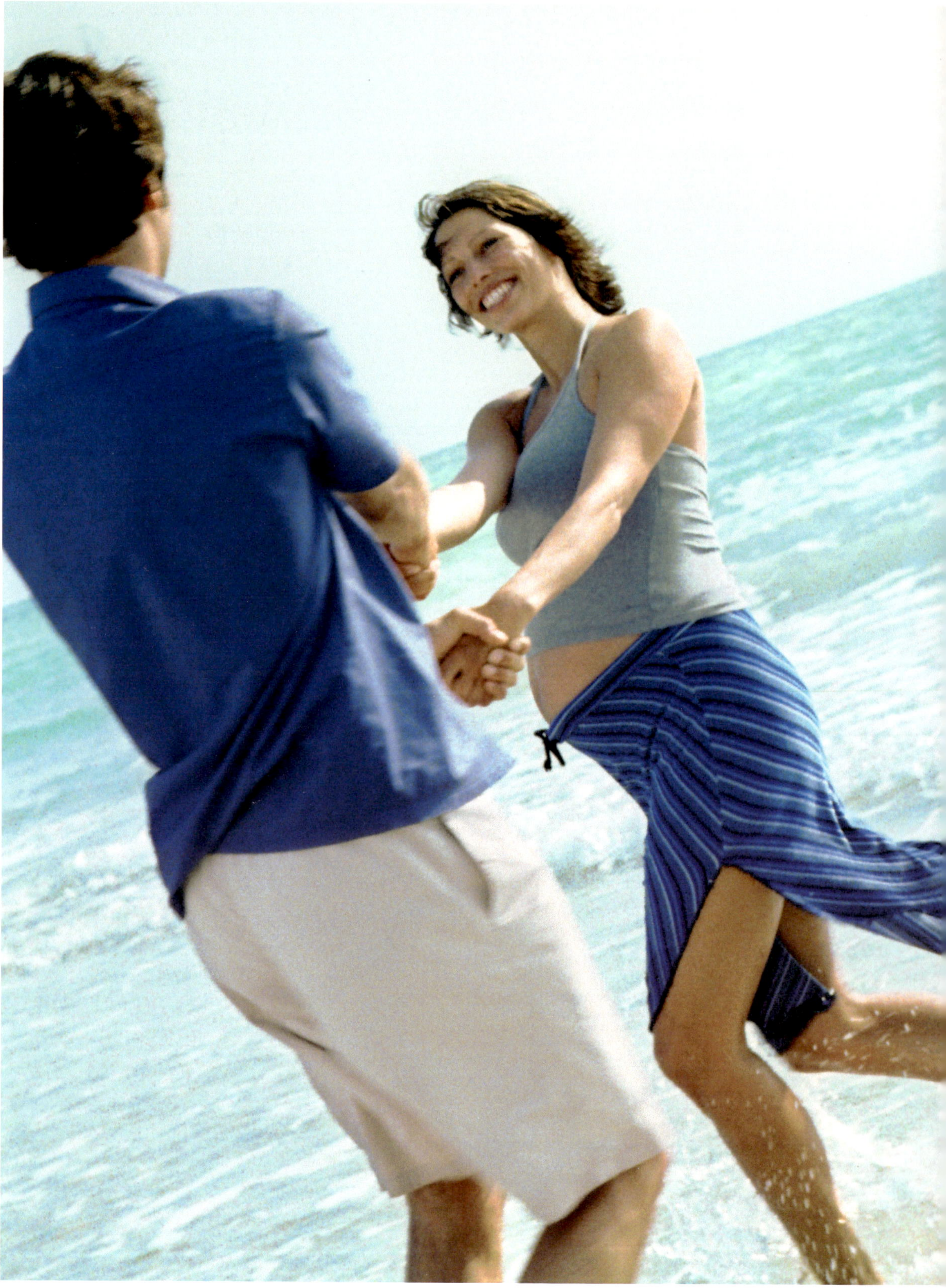

Fit durch die Schwangerschaft

Was wäre, wenn ... es ein Training gäbe, das Sie während der Schwangerschaft fitter macht? Figur und Haltung sogar verbessert? Hier ist es: die CANTIENICA®-Methode für Körperform und Haltung. Sie schenkt Ihnen Kraft, Beweglichkeit und Ausdauer für die neun Monate, die Geburt und die intensive Zeit mit dem neugeborenen Baby. Die maßgeschneiderten Übungen haben auch auf das heranwachsende Kind therapeutische Wirkung.

Das CANTIENICA®-Powerbecken

Der Bauch ist »die erste Wohnung« des neuen Menschen. Gestalten Sie diesen Raum durch Haltung und Atmung möglichst groß und weit. So machen Sie dem Kind ein Geschenk – und sich selbst auch.

In durchschnittlich 280 Tagen wächst aus der Eizelle der Frau und aus der Samenzelle des Mannes ein neuer Mensch in der Gebärmutter der Frau heran. Noch genauer gesagt, in der Fruchtblase. Dort lebt das Kind in einem perfekt geschützten Kosmos in »süßem« Wasser.
Die Haltung der Frau entscheidet, ob dieses »Urmeer« eine kleine, enge Kapsel, ein winkliges Bassin oder ein Ozean mit rhythmisch harmonischen, gleichmäßigen Wellen und weitem Horizont ist.

Der Klang des Wassers

Die Gebärmutter bildet den äußeren Schutz für die Fruchtblase. Sie besteht aus kräftigen, extrem elastischen Muskelfasern, die sich ausdehnen und die anderen Unterleibsorgane – Blase und Darm – verdrängen, damit das Kind Raum zum Wachsen hat.
Um beim Bild des Meeres zu bleiben: Stellen Sie sich vor, Ihr knöchernes Becken wäre das Ufer, dann ist die Beckenbodenmuskulatur der Grund des Meeres. Ein weicher, schlammiger Meeresboden verschluckt den Rhythmus, den Atem des Wassers. Ist der Boden fest und solide, so pulsiert er. Er gibt den Klang des Wassers zurück, gibt ihm Halt und Elastizität und schenkt ihm Resonanz.
Den Himmel des ozeanischen Raums bildet das Zwerchfell, eine Muskelmembrane, die sich beim Atmen in alle Richtungen ausdehnen kann. Der Atem in Ihrem Ozean entspricht Ebbe und Flut.

Mehr Raum für die Organe

Die Beckenbodenmuskulatur hilft während der Schwangerschaft, das Becken aufgerichtet zu halten. Wenn es aufgerichtet ist, haben die Organe mehr Raum und mehr Halt. Die Wirbelsäule lässt sich ganz ohne Anstrengung aufspannen und der Brustkorb steht ebenfalls frei.
Je aufrechter und gelöster die Haltung der schwangeren Frau, umso mehr Raum hat das Baby, umso weniger behindern sich Baby und Mutter im Alltag in ihren Bewegungen. Diese Aufrichtung wird leicht, wenn die Muskeln vernetzt werden, die das Skelett halten, stützen und schützen. Vernetzte Mus-

keln kommunizieren miteinander. Sie unterstützen und entlasten sich gegenseitig.
Zum Muskelverbund des Torsos gehören:

- Beckenbodenmuskulatur
- Rückenmuskulatur
- Hüftmuskulatur
- Bauchmuskulatur
- Rippen- und Brustmuskulatur
- Brustkorb und Schultern

Energietransporter

Muskelfasern sind wie Kabelleitungen im Körper. Sie transportieren Energie bis in die äußersten Spitzen des Körpers: die Fingerspitzen und die Zehen. Muskeln, die unentwegt in Bewegung sind, stimulieren die Nerven. Wenn die Nerven pausenlos durch die umliegenden Muskeln angeregt werden, halten sie ihrerseits das Gehirn auf Trab: Es schüttet eifriger Wohlfühlhormone aus als in einem trägen Körper.
Über die Nabelschnur kommt auch das heranwachsende Kind in den Genuss dieser Hormonausschüttung. Es schwimmt in seinem kleinen Ozean des Glücks.

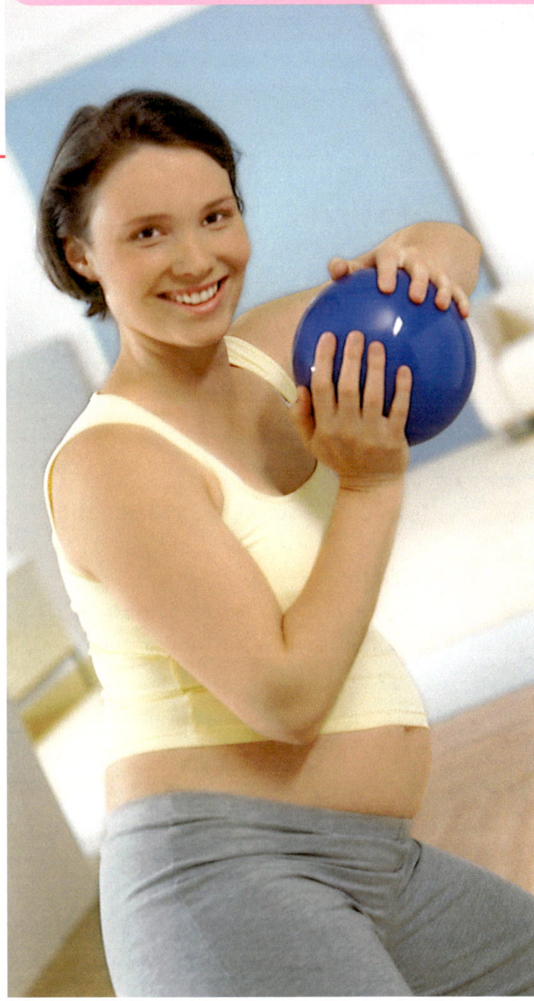

Halten Sie Ihre Muskeln in Bewegung. Das stimuliert die Nerven und das Gehirn so, dass es Wohlfühlhormone produziert.

Info

In der Schwangerschaft sind Sie Ihrem Körper näher als in jeder anderen Lebensphase. Nutzen Sie die Zeit, um die Sprache Ihres Körpers zu lernen. Von dieser Kommunikation profitiert auch das Kind: Sie sind das erste und wichtigste Vorbild für seine Lebens- und seine Körperhaltung.

Umgekehrt bekommt das Kind natürlich auch mit, wenn Sie Stress erleben oder traurig und unzufrieden sind. Ein Grund mehr für Sie, Ihr Wohlbefinden während der neun Monate Schwangerschaft auf Ihrer Prioritätenliste an die allererste Stelle zu setzen!

Das elastische Powerbecken

Konventionelles Beckenbodentraining geht davon aus, dass der untere Rahmen des knöchernen, so genannten kleinen Beckens unbeweglich ist und nur während der Geburt zwangsläufig weiter wird. Diese Irrmeinung ist leider auch in der Medizin noch weit verbreitet und die meisten der unterschiedlichen Physiotherapie-Richtungen behandeln »das Becken« bis heute als eine starre Konstruktion. Tatsächlich besteht das Becken aus drei voneinander unabhängigen Teilen, dem Kreuzbein und den zwei Beckenhälften. Hinten sind die Beckenhälften durch Bänder und Sehnen mit dem Kreuzbein verbunden, die Kreuzbeingelenke sind so genannte Wackelgelenke, filigrane Gebilde, die geschmeidig und präzise reagieren, wenn sie anatomisch gut gebraucht werden.

Perfekte Symmetrie

Die beiden Beckenhälften werden vorn von der *Symphyse*, der Schambeinfuge, verbunden, einer gallertartigen Masse, ähnlich dem

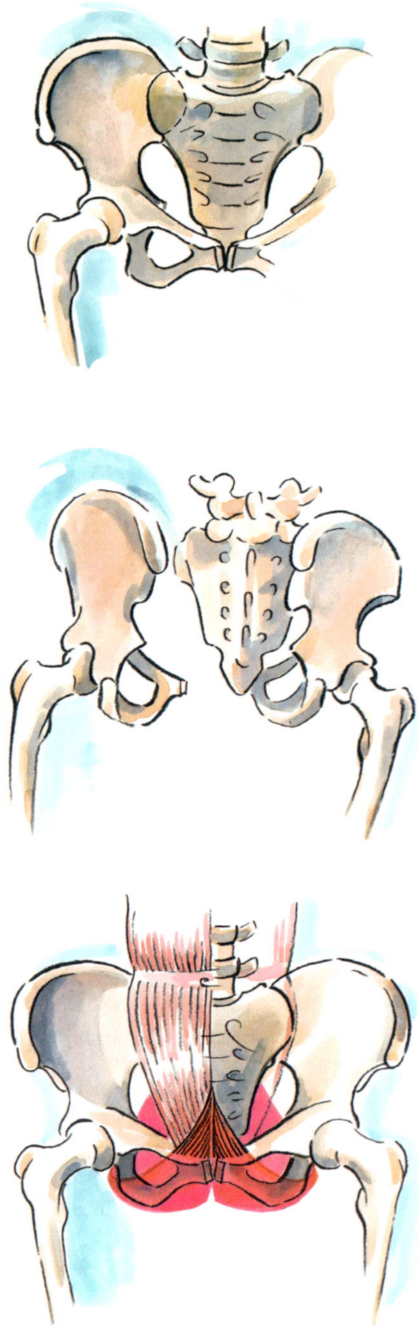

Das knöcherne Becken am Stück (oben). Die Beckenschaufel vom Kreuzbein getrennt (Mitte). Der Beckenboden mit Rücken- und Bauchmuskeln (unten).

Material, aus dem die Bandscheiben sind. Die drei Muskelschichten des Beckenbodens (neuerdings vermuten die Forscher sogar vier Schichten) sind absolut symmetrisch angelegt.
Wenn diese symmetrische Anlage anatomisch richtig genutzt wird, so bewegen sich die beiden Hälften des knöchernen Beckens bei jedem Schritt unabhängig voneinander. Wird die Beckenmuskulatur von den Sitzbeinhöckern ausgehend symmetrisch aktiviert, also zusammengezogen, so bewegt sich das ganze Becken ebenfalls: Der untere Knochenrahmen schließt sich und wird enger. Steißbein und Schambein kommen sich näher, ebenso die beiden Hüftgelenke. Der obere Knochenrahmen öffnet und weitet sich entsprechend. Je weiter das Becken am oberen Rand ist, desto mehr Raum haben die Organe – und das neue Menschlein in der Gebärmutter.
Der gleiche Vorgang geschieht auch einseitig, unten verengen, oben weit machen. Viele CANTIENICA®-Beckenmuskelübungen trainieren gezielt die symmetrisch angelegten Beckenhälften.

Kettenreaktion in den Muskeln

Die tief liegenden Hüftmuskeln reagieren bei dieser Isolation der Beckenhälften automatisch, ebenso die Beinmuskeln. Um die Vernetzung mit der Rücken- und der Bauchmuskulatur wieder bewusst zu spüren, braucht es Ihr Bewusstsein. Einmal verknüpft, funktionieren diese »großen« Verbindungen automatisch bei jedem Schritt, bei jedem Sprung und bei jeder Drehung im Schlaf. Immer, wenn Rotationsbewegungen beschrieben werden, arbeiten Sie symmetrisch mit dem Beckenboden.

Die Kunst der Einseitigkeit

Die einseitige Arbeit hat noch einen enormen Vorteil: Sie lernen, wie eine Seite des Beckens aktiv ist und sich gleichzeitig die andere Hälfte vollkommen entspannt. Das Becken ruft das Programm im entscheidenden Moment automatisch ab. So kann eine Hälfte während der Geburt etwas mehr nachgeben als die andere. Es kann dem austretenden Köpfchen filigran entgegenkommen und sich an den Platzbedarf anpassen.

Dynamischer Wechsel

Insgesamt trainiert das CANTIENICA®-Beckentraining die Muskulatur dynamisch: anspannen, wenn anspannen anatomisch sinnvoll ist, und entspannen, wenn entspannen die beste Voraussetzung ist. Durch die flexible symmetrische Arbeit am Becken wird auch jede Zwischenphase eingeübt. Das macht dieses Training so revolutionär anders und absolut sicher.
Mit dieser kraftvollen, dynamischen Flexibilität sind Sie jeder körperlichen Situation während des Abenteuers Geburt gewachsen.

Ihr Körper hat die Situation gespeichert und wird die angemessene Reaktion abrufen. Sie können sich während der Wehen auf die Atmung konzentrieren. In den Pausen kann sich der Körper entspannen.

Vernetztes Beckentraining

Herkömmliches Beckenbodentraining konzentriert sich immer noch sehr oft auf die äußere Muskelschicht. Das ist eine achtförmige Schlinge, die sich um die Körperöffnungen legt, bei der Frau um den Anus. Am Damm kreuzt sich diese Muskelacht und führt nach hinten um den Anus. Werden die Schließmuskeln stark zusammengezogen, so ergibt sich ein Zug in den Körper, ins Innere.

Die Sache mit dem Röhrengefühl

Für viele Frauen ist es leichter, diesen eindeutig zwischen den Beinen angesiedelten Muskelzug zu orten, als die anfangs diffus verlaufende Vernetzung, die auch die Hüft- und die Rückenmuskeln einbezieht. Es ist verlockend, diese Muskelempfindung tiefer in den Körper zu ziehen.
Muskelfasern, die um den Ausgang der Vagina gelegt sind, unterstützen dieses Hochziehen auch noch. Und weil vom Guten mehr doch besser sein muss, wird dieser Aufzug in die Vagina gesteigert, bis sich die ganze Vagina verspannt. Das nenne ich das »Röhrengefühl«. Der Tipp, beim Wasserlassen den Strahl anzuhalten, arbeitet auch in dieses Röhrengefühl, ebenso wie die immer wieder auftauchenden Kegel- und PC-Übungen. Einfach ausgedrückt: Wer sich auf diese äußere Schicht konzentriert, bekommt von der Bluse nur die Knopfleiste zu fassen, während der Rest einfach reißt.

Die erste Muskelmassage

Während der Schwangerschaft ist das Röhrentraining kontraproduktiv: Denn für den Geburtsvorgang ist eine übertrainierte Scheide gefährlich. Die Mutter muss viel mehr pressen als eigentlich notwendig. Das wiederum schiebt auch die Organe nach unten. Dadurch entstehen ungewollt Senkungen, Inkontinenz und Hämorrhoiden. Das Kind bekommt im Geburtskanal keine Massage, sondern muss sich durch einen zu engen, starren Schlauch hindurcharbeiten.

Der vernetzte Beckenboden

Ein zu stark angespannter Damm reißt viel schneller als ein geschmeidiger, elastischer. Bei den Übungen in diesem Buch werden Sie über die Sitzbeinhöcker, das Schambein und das Steißbein immer an die innere, größte, fächerartig angelegte Muskelschicht geführt. In diesen großen Boden ist die mittlere und

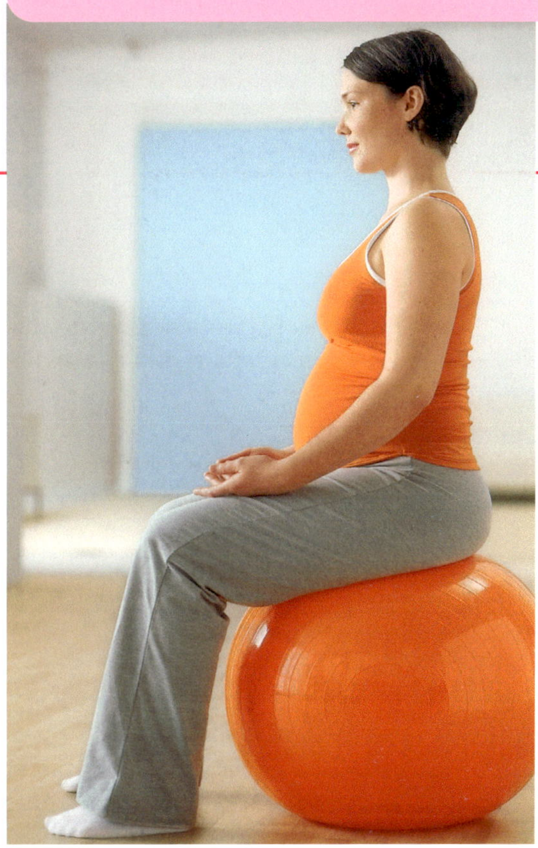

So sitzen Sie anatomisch gut: mit völlig entspannten Schultern und perfekter Kopfhaltung.

die äußere Schicht integriert. Sie müssen nicht befürchten, Brust- und Rückenpartie der Hemdbluse seien kräftig, aber die Knopflöcher würden reißen.
Die innere Schicht, und nur die innere, ist auf allen Seiten mit den umliegenden Muskelketten vernetzt: mit den tief liegenden Hüft- und Beinmuskeln sowie den Muskeln des unteren Rückens und mit der Bauchmuskulatur. Diese Vernetzung macht aus Ihrem Becken ein tragfähiges, den ganzen Körper stabilisierendes und mobilisierendes Powerkorsett.

Therapeutische Präzision

Die CANTIENICA®-Methode arbeitet präzise nach anatomischen Grundsätzen. Diese therapeutische Präzision macht sie absolut sicher für Knochen, Gelenke, Muskeln, Sehnen und Bänder. Für den Anfänger, der sich an grobe Instruktionen wie »Gesäß anspannen«, »Bauch einziehen« oder »Rücken ins Polster drücken« gewöhnt hat, ist diese Präzision zu Beginn anstrengend. Selbst Fitnessinstruktoren und Therapeuten sind zuweilen von den Beschreibungen überfordert, deshalb folgt eine ausführliche Erklärung der Begriffe, die in den Übungsprogrammen vorkommen.
Lesen Sie die Übungsanleitungen immer gut durch und sehen Sie sich außerdem die Fotos ganz genau an. Da ist nichts zufällig. Wenn die Schultern auf dem Boden aufliegen oder das Bein ausgedreht ist, dann ist das anatomisch perfekt.

Das Becken (*Pelvis*)

Das Kreuzbein und zwei Hüftbeine, die Beckenschaufeln, bilden die größte solide Knochenstruktur am aufrechten Körper des Menschen. Das gesunde Becken ist trichterförmig, oben weit, unten eng, und es hat in

der Mitte eine gleichmäßige runde oder herzförmige Öffnung. Die Kreuzbeingelenke, zwei bewegliche Wackelgelenke, sowie die Schambeinfuge und die filigrane Muskulatur des Beckenbodens und der Hüften machen das Becken elastisch und anpassungsfähig. Anatomisch fundierte Isolierung einerseits und Vernetzung dieser Muskulatur andererseits befähigen das Becken, geschmeidig, beweglich und sehr flexibel zu reagieren. Das gesunde, bewegliche Becken ist Bedingung für gesunde Hüftgelenke, eine flexibel aufgespannte Wirbelsäule und den mühelos »aufgehängten« Brustkorb. Es unterstützt alle großen Gelenke (Fußgelenke, Knie, Hüftgelenke, Wirbel und Schultergelenke) in ihrer reibungslosen Funktion.
Während der Schwangerschaft trägt das Becken das zusätzliche Gewicht des wachsenden Bauches. Der anatomisch gute Stand des Beckens beugt Haltungsschäden vor und erleichtert die Beweglichkeit. Für die eigentliche Geburt ist die Elastizität des Beckens von großem Vorteil.

Beckenwiege und Beckenschaukel

Diese Fantasiebegriffe umschreiben einen Bewegungsablauf, der den speziellen Übungen zur Geburtsvorbereitung dient. Die Bewegung positioniert den kindlichen Kopf optimal im mütterlichen Becken. So kommt das Kind in die richtige Startposition und die Wehen können effektiv ausgenutzt werden. Das Kind kann kraftvoll durch den Geburtskanal geleitet werden, weil die notwendige Beugung und Drehung des Kopfes unterstützt wird. Es bleibt ausreichend Power für die Schübe der Austreibungsphase, die viel Kraft erfordert.

Sitzbeinhöcker (*Tuber ischiadicum, Os ischii*)

Am unteren Rand des Beckens sitzen zwei »Ringknochen«, durch deren Öffnung sich mehrere Hüftmuskeln vom Beckenrand zu den Oberschenkelknochen ziehen. Das CANTIENICA®-Beckentraining nutzt die Sitzbeinhöcker als Referenzpunkte für die innere, größte Beckenbodenmuskelschicht. Werden die Sitzbeinhöcker isoliert bewegt, dann geschieht das durch die Muskulatur des Beckenbodens.

Schambein (*Os pubis*)

Das Schambein bildet den vorderen Rand des knöchernen Beckens, es lässt sich unter dem Schamhaar gut ertasten. Die Knochen der linken und der rechten Beckenhälfte sind nicht aus einem Stück, sondern werden von der Schambeinfuge, *Symphyse*, zusammengehalten. Diese besteht aus einem elastischen Material, das sich unter Einfluss der Hormone auflockert, damit die Schambeinfuge während der Geburt nachgeben kann, wenn der Kopf des Kindes durch den Geburtskanal drückt. Je elastischer das Becken insgesamt ist, umso kleiner die Gefahr, dass die

Symphyse sich während des Gebärens überdehnt. Das Schambein dient als Referenzpunkt für die Aufrichtung des Beckens, meistens im Team mit dem Steißbein.

Steißbein (*Os coccygis*)

Es ist der verknöcherte Schwanz des Menschen. Weil wir als Zweibeiner nichts mehr zum Wedeln brauchen, sind die untersten fünf Wirbel zum Steißbein zusammengewachsen. Über die Beckenbodenmuskulatur und die Aufspannung der Wirbelsäule kann das Steißbein erstens erspürt und zweitens aufrecht gehalten werden. Es dient im CANTIENICA®-Beckentraining zusammen mit den Sitzbeinhöckern und dem Schambein als spürbarer Ausgangspunkt für die perfekte Aufrichtung des Beckens. Der Übergang zum Kreuzbein ist gelenkig.

Kreuzbein und Kreuzbeingelenke (*Os sacrum*)

Zwischen dem untersten Lendenwirbel und dem Steißbein sind fünf Kreuzwirbel samt Bandscheiben zu einem breiten Knochen verwachsen. Durch Löcher an den Seitenrändern treten Nerven, die in die Hüftmuskeln, durch die Beinmuskeln bis in die Füße reichen. Je gedehnter das Kreuzbein, umso größer und runder bleiben die Öffnungen. Wer eingefallen und gebückt geht, sitzt und liegt, staucht den Kreuzbeinknochen samt Steißbein. Er verkürzt sich und aus runden Öffnungen werden Schlitze. Umgekehrt dehnen sich die Knochen wieder aus, wenn die Haltung in die Ausdehnung und die Aufspannung verändert wird.

Filigrane Architektur

Zusammen mit den Beckenschaufeln bilden die Seitenränder des Kreuzbeines zwei Wackelgelenke, die von kreuz und quer verstrebten Bänder und Sehnen geschützt und gestützt werden. Diese Gelenke können über die vernetzte Beckenmuskulatur unabhängig voneinander bewegt werden. Wer diese Beweglichkeit bewusst fördert, kann das Becken lebenslang mobil und tragfähig erhalten. Während der Schwangerschaft sorgen Hormone dafür, dass die Bänder weicher und dehnbarer werden. Die Kreuzbeingelenke bilden mit der Symphyse die funktionelle Einheit des Beckenrings. Vertikale Aufspannung und Haltung während der Schwangerschaft schützen diesen Beckenring und die Schambeinfuge vor Lockerung.

Die Beckenbodenmuskulatur

Das knöcherne Becken wird unten von einem raffiniert verwobenen Muskelteppich zusammengehalten. Diese Beckenbodenschicht entwickelte sich durch die Bedürfnisse des aufrechten Gangs: Aus der Bauchwand musste ein tragfähiger Bauchboden werden.

Der Zuschnitt unserer Muskulatur ist jenem der Vierbeiner noch sehr ähnlich. Das können Sie zum Beispiel zu Hause bei Ihrer Katze sehen. Oder im Zoo beim Tiger. Auch bei einem Pferd lässt sich die fächerartige Muskulatur der Bauchwand sehr schön beobachten. Aber die Funktionen haben sich komplett verändert.

Die äußere Schicht (*Musculi puborectalis, sphincter ani externus, puboperinealis*)

Sie umschließt schlingenförmig die Vagina, den Ausgang der Harnröhre und den Anus. Die äußere Schicht ist am Damm mit der mittleren und der inneren Schicht verbunden und wird daher immer mittrainiert, wenn die großflächigen inneren Schichten aktiviert und entspannt werden.
Im CANTIENICA®-Beckenbodentraining wird diese äußere Schicht nicht isoliert bearbeitet, sondern immer in Verbindung mit der mittleren und inneren Schicht. Bei der Beckenbodenatmung wird sie bewusst entspannt, um die Geburt zu erleichtern.

Die mittlere Schicht (*Musculi transversus perinei profundus, transversus perinei superficialis*)

Die mittlere Schicht erstreckt sich wie ein dreieckig geformtes Trampolin von Hüftgelenk zu Hüftgelenk. Vorn ist sie mit dem Schambein verbunden, am Damm mit der äußeren und der inneren Schicht.
Am anatomisch perfekt auf- und ausgerichteten Becken lässt sich die mittlere Schicht leicht aufspüren und einsetzen. Sie spielt beim beckengerechten Gehen eine große Rolle und sichert lebenslang die Gesundheit der Hüftgelenke, indem sie den unteren Rahmen des Beckens eng und das Becken selbst in V-Form hält.

Die innere Schicht (*Musculi puborectalis, pubococcygeus, coccygeus, iliococcygeus*)

Sie erstreckt sich fächerartig vom Kreuzbein zu den seitlichen Beckenknochenrändern, den Sitzbeinhöckern, zur Gelenkspfanne der Hüften und nach vorn zum Schambein. Ein Teil der inneren Schicht bildet den *Levator ani*, den Anusheber.
In diesem »Muskelbecken« liegen die Organe des Unterleibs und der Darm wie in einer Schale. Am Damm ist die innere Schicht mit der mittleren und der äußeren Schicht verbunden. Über die Sehnen, die Bänder und die Knochen ist die innere Schicht mit den Muskeln des Rückens, der Hüften und des Bauches verbunden. Wird sie bewusst vernetzt, so bildet sie das Zentrum von Kraft, Beweglichkeit und Elastizität der gesamten Beckenmuskulatur.
Das CANTIENICA®-Training rückt diese Vernetzung der Muskulatur in den Mittel-

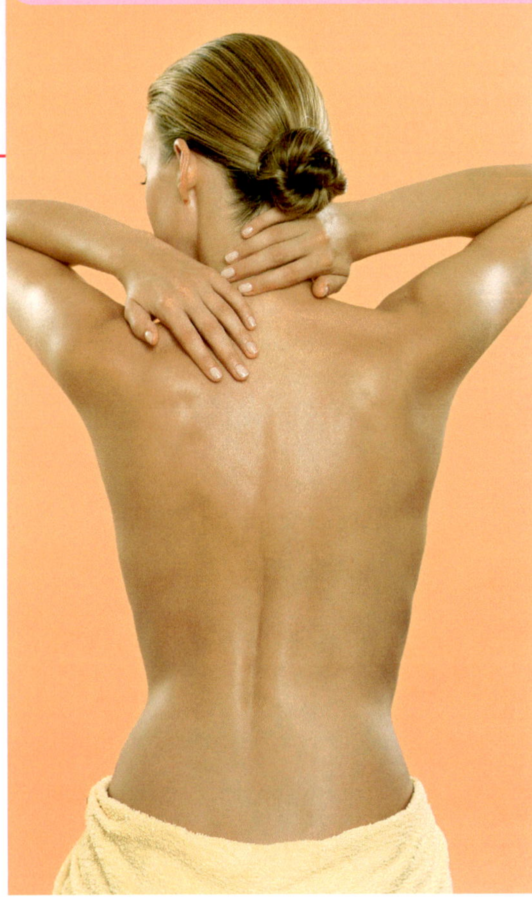

punkt, das macht sie zur Prävention von Beckenbodenschwäche und ihren vielfältigen Folgen sehr effizient.
Im CANTIENICA®-Beckentraining spielt die innere Schicht die zentrale Rolle. Wer diese Muskelschicht bewusst und anatomisch sinnvoll einsetzt, entlastet die Füße, die Beine und die Hüfgelenke vom wachsenden Gewicht des Torsos. Die Vernetzung dieser großflächigen Beckenbodenschicht ermöglicht und erleichtert die Aufrichtung der Wirbelsäule.

Die Vernetzung

Am Rücken vernetzt sich die innere Beckenbodenschicht mit den Darmbein-Rippenmuskeln (*Musculi iliocostalis*). Diese sind wiederum direkt mit der so genannten autochthonen Rückenmuskulatur verbunden: Rund 200 kleine Muskeln, die gemeinsam jeden Wirbel der Wirbelsäule schützen, stützen und beweglich machen.
Am Bauch: Durch die perfekte Ausrichtung des Beckens werden die tiefen Bauchmuskeln, der Hüftbeuger (*Iliopsoas*) und der Darmbeinmuskel (*Iliacus*) perfekt genutzt und eingesetzt. Über den Pyramidenmuskel (*Musculus pyramidalis*) wird der Beckenboden vorn an der Bauchwand mit den äußeren Bauchmuskeln verbunden.
Der menschliche Körper besitzt unter den Gesäßmuskeln ein Set von Powermuskeln, das über den Beckenboden aktiviert und eingesetzt werden kann: innerer und äußerer Hüftlochmuskel (*Obturatorius internus, Obturatorius externus*), die Zwillingsmuskeln (*Musculi gemelli*), der birnenförmige Hüftmuskel (*Piriformis*) und der vierseitige Schenkelmuskel (*Quadratus femoris*). Diese Hüftmuskeln sind wiederum mit der Oberschenkelmuskulatur verbunden und ziehen diese bei jedem beckenbodengesteuerten Schritt automatisch mit.

Jeder Wirbel der Wirbelsäule wird von mehreren kleinen Muskeln gestützt und geschützt.

Die anatomisch sinnvoll und komplett vernetzte Muskulatur macht das Becken zum Powerbecken, der Basis für den gesunden, starken Rücken, für bewegliche, gesunde Hüft- und Kniegelenke und für den formschönen, flachen, starken Bauch.

Die Wirbelsäule aufspannen

Die Wirbelsäule besteht aus 24 Wirbeln: sieben Halswirbel, zwölf Brustwirbel und fünf Lendenwirbel. Als Knochen in einem Bauklötzchensystem aufeinander gestapelt wäre die Wirbelsäule eine völlig hilflose Konstruktion. Erst die autochthone Muskulatur macht die Wirbelsäule stark, beweglich, flexibel und aufrecht.
Ebenso wie die Beckenbodenmuskulatur wird auch die autochthone Muskulatur im normalen Alltag vernachlässigt. Das herkömmliche Fitnesstraining bearbeitet alle großen, von außen sichtbaren und tastbaren Muskeln, jedoch selten die für das gesunde und leistungsfähige Skelett so wichtige Tiefenmuskulatur.

Entspannte Aufspannung

Schwache Wirbelsäulenmuskulatur während der Schwangerschaft ist gefährlich: Der Umfang und das Gewicht des Bauches ziehen nach vorn und die ungeschützte Wirbelsäule verbiegt sich. Dadurch entsteht das Schwangerschaftshohlkreuz und das Kind muss sich »nach der Decke« strecken.
Die Bauchmuskulatur wird mehr gedehnt und geweitet, als es notwendig ist. So besteht die Gefahr, dass sich die überdehnte Längsmuskulatur nicht mehr schließt (*Rektusdiastase*). Umgekehrt kann eine Wirbelsäule sehr viel aushalten, wenn sie in die kraftvolle, elastische Minimuskulatur gebettet ist. Aus diesem Grund wird die Wirbelsäule bei jeder CANTIENICA®-Übung mittrainiert: Das Powerbecken ist die Basis, um die Wirbelsäule aufzuspannen. Die aufgespannte Wirbelsäule wiederum ist die Basis, um den Brustkorb aufzurichten. Der aufgerichtete Brustkorb ist seinerseits die Basis für entspannte Schultern und eine perfekte Kopfhaltung ganz ohne Anstrengung.

Die Füße aufspannen

Die anatomisch sinnvoll eingesetzte Beckenbodenmuskulatur entlastet während der Schwangerschaft die Beine und die Füße vom Gewicht. Die Füße können ihre Funktion als eine genial verschraubte Konstruktion mit Brücke voll entfalten.
Sie finden bei den Übungen die Beschreibung »Großzehengrundgelenk und Ferse verankern«. Wenn Sie diese beiden Punkte an der Fußsohle belasten, aktivieren Sie automatisch das Quergewölbe, das Längsgewölbe und die Sprunggelenke. Die aktive Aufspannung schützt den Fuß vor Deformationen wie X-Großzehe, O-Großzehe, Ver-

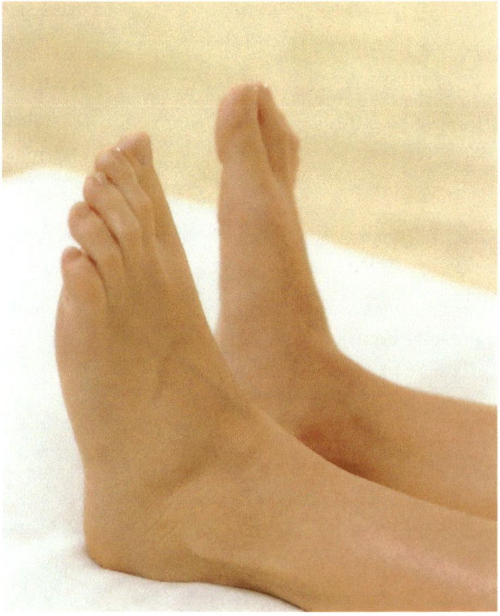

Die Haltung »Fuß flex«: mit angezogenem Mittelfuß und entspannten Zehen.

steifung im Großzehengrundgelenk (*Hallux valgus, Hallux varus, Hallux rigidus*), Plattfuß, Senkfuß, Spreizfuß etc. (*Pes planus, Pes transversus, Pes transversoplanus*).

Fußhaltung flex

»Fuß flex« oder »Fuß flexen« sind Ausdrücke aus dem Ballett und bedeuten: Mittelfuß anziehen, rechter Winkel zwischen Fuß und Schenkel, Zehen entspannt. Diese Fußhaltung ist in der CANTIENICA®-Methode die Regel – weil sie natürlich ist und die Muskeln, Knochen Sehnen, Bänder in der natürlichen Anordnung trainiert.

Bei »Fuß point« werden die Zehen nach vorn gestreckt, so weit es geht, die Ballerina in den Spitzenschuhen geht extrem point, Stöckelschuhe zwingen Frauenfüße ebenfalls in die Point-Position.

Es ist einfach, die Beckenbodenmuskulatur mit Flex-Fußhaltung zu aktivieren, schwierig in Point, geht auch, aber meistens erst mit viel Übung und Erfahrung.

Den Brustkorb aufrichten

Wie oben, so unten: Hängt der Oberkörper, kippt auch das Becken – und umgekehrt. Sind Becken und Brustkorb aufgerichtet wie zwei Hälften einer Kugel, so hat das heranwachsende Kind viel mehr Raum im Becken und im Bauch.

Das Zwerchfell liegt frei und kann sich mit jedem Atemzug im Radius unbeschränkt ausdehnen. Es atmet sich freier und leichter. Auch das lästige Sodbrennen während der Schwangerschaft kann durch die Aufrichtung des Brustkorbs, die Dehnung des Brustbeins gemindert werden.

Schulterprobleme gehen immer mit einem eingefallenen oder einem aufgeplusterten Brustkorb einher. Und schließlich verhindert der aufgerichtete Brustkorb die Erschlaffung der den Busen haltenden Muskulatur (*Pectoralis inferior*).

Die Schultern richtig setzen

Wenn das Becken, die Wirbelsäule und der Brustkorb richtig »sitzen«, können die Schultern loslassen und sich entspannen. Mit freien Schultern sind auch die Arme frei – um das Kind und die Welt zu umarmen. Sind die Muskeln in Harmonie, dann brauchen Sie viel weniger Kraft während und nach der Schwangerschaft. Die natürliche Muskelmassage in aufrechter Haltung kommt zudem der Brustmuskulatur zugute: Die Milch fließt leichter und besser. Viele Übungen schließen aus diesem Grund die Schultern und die Arme mit ein.

Kopf hoch

Ist der Torso optimal aufgerichtet und aufgespannt, so scheint der Kopf schwerelos auf den Halswirbeln zu schweben. Optimal aufgespannt ist »das Wirbeltier Mensch«, wenn der Torso unter Zugspannung steht. Scham- und Steißbein dehnen in eine Richtung, der Scheitelpunkt in die Gegenrichtung. Wer nur am unteren Ende der Wirbelsäule zieht, gewinnt gar nichts und sackt ein. Wer nur am Scheitel zieht, hebt wahrscheinlich die Schultern hoch, verkrampft sich und sieht auch so aus.
Zug und Gegenzug bringen Tonus, Grundspannung, Energie, Sprungbereitschaft, Wachheit und Ausstrahlung. Die Kunst liegt darin, diese Aufspannung ganz entspannt zu machen – wie die Forelle im Bach, der Spatz auf dem Ast, die Giraffe im Busch. Eine entspannte Aufspannung kann nur über die autochthone Tiefenmuskulatur erreicht werden. Deshalb ist der Aufbau der Grundpositionen im Liegen, Sitzen und Stehen für Anfängerinnen zum Teil anstrengend.

Pulsieren

Die Bewegungen bei der CANTIENICA®-Methode kommen immer aus einer dreidimensional verschraubten, physiologisch begründeten Position und aus der Tiefenmuskulatur. Das bedeutet: Es bleibt wenig Spielraum, denn große Bewegungen würden den therapeutischen Aufbau stören. Gleichzeitig sind die Mikrobewegungen sehr intensiv und langsam. Weil die deutsche Sprache dafür kein geläufiges Wort zur Verfügung stellt, wird der Ausdruck Pulsieren oder Pulse verwendet. Sobald Sie sich an die Bewegungen gewöhnt haben, fühlt sich das, was Sie mit der Beckenbodenmuskulatur machen, genauso an wie ein Puls, der aus den Muskeln kommt.

Die Atmung

Atmen Sie einmal tief ein und aus. Was geschieht? Setzen Sie sich vor einen Spiegel und beobachten Sie sich. Plustern Sie sich beim Einatmen auf wie ein junger Vogel beim ersten Flugversuch? Kommen die Arme samt Schultern nach oben, hebt sich der Brustkorb an? Vielleicht hebt sich sogar

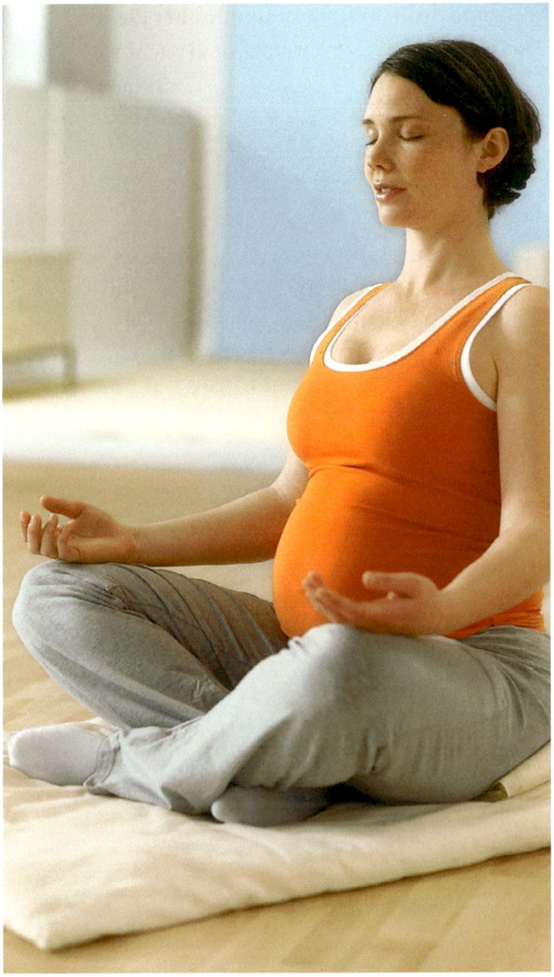

In aufgespannter Haltung mit entspannten Schultern können Sie tief ein- und ausatmen.

das Kinn an, weil die Nasenlöcher die Luft irgendwo in der Höhe einfangen müssen. Und fällt bei Ihnen beim Ausatmen alles wieder in sich zusammen?
Das ist bei vielen Menschen so. Der Alltagsatem ist klein und flach, der bewusste Atemzug wird mit viel Aufwand zelebriert. Das ist schade.
Atem ist das Grundgeschenk des Lebens an uns, die natürlichste Sache der Welt. Er ist Urvertrauen, ist Selbst-Bewusstsein, Atem ist die Quelle unserer Lebensenergie. Und geht so leicht. Nutzen Sie diesen Ursprung des Wohlbefindens. Mit jedem Atemzug. Richten Sie sich am Atem auf – und bleiben Sie groß. In der Aufspannung können Sie tiefer einatmen und tiefer ausatmen.

Meditative Atemreisen

Sie finden bei jedem Workout eine Atemreise, die Sie zur kurzen, intensiven Entspannung nutzen können – oder für ein Zwiegespräch mit dem Kind. Wenn Sie erst einmal mit der Atmung vertraut sind, lässt sie sich spielerisch leicht in die Übungen einbauen. Und Sie finden so noch mehr Wahrnehmung, Bewusstsein, Gelassenheit und Freude. Alle Atemmeditationen können im Sitzen oder im Liegen gemacht werden und eignen sich auch zur Entspannung zwischendurch, wenn Sie im Alltag Ihre Mitte wieder finden müssen. Bei Schlaflosigkeit sind sie ebenfalls eine großartige Unterstützung und definitiv besser, als Schäfchen zu zählen.

Was sinnvolles Training bewirkt

Während der Schwangerschaft

- ✔ Der Schwangerschaftsalltag wird leichter; Selbstbewusstsein und Selbstvertrauen werden gestärkt. Das hilft auch bei der Bewältigung von Ängsten.
- ✔ Die aufrechte Haltung schützt Becken, Wirbelsäule, Gelenke. Eine bereits bestehende Wirbelsäulenverkrümmung (Skoliose) wird nicht schlimmer.
- ✔ Beugt typischen Haltungsschäden (Lordose, Ischiassyndrom etc.) und Senkungen des Beckenbodens und der Unterleibsorgane vor; verhindert Beckenschiefstand.
- ✔ Stärkung der Immunabwehr und der Konzentrationsfähigkeit. Sie sind weniger stressanfällig.
- ✔ Verringerung von Stoffwechselerkrankungen (wie Diabetes mellitus).
- ✔ Verbesserung der Verdauung, Verhinderung von Nierenstau und Regulierung des Blutdrucks.
- ✔ Es regelt die Gewichtszunahme und den Appetit auf natürliche Art.
- ✔ Die Muskeln bleiben elastisch und kräftig und können sich den hormonellen Turbulenzen gut anpassen.
- ✔ Gute Durchblutung der Haut; es kommt seltener zu Dehnungsstreifen.
- ✔ Schützt vor Inkontinenz (unkontrollierter Verlust von Urin, Stuhl), vor Hämorrhoiden, Vulvavarizen (Krampfadern an den Schamlippen).
- ✔ Hält die Blutgefäße straff, beugt Krampfadern vor, weniger Muskelkrämpfe in Beinen und Waden.
- ✔ Hält die Bauchmuskulatur elastisch, reduziert das Auftreten von Schwangerschaftsstreifen.
- ✔ Stabilisierung der Organe; seltener Sodbrennen aufgrund guter Haltung.

Für die Geburt

- ✔ Gesteigertes Vertrauen in die eigene Wahrnehmung.
- ✔ Erleichtert das Gebären in aufrechter, beckenschonender Haltung.
- ✔ Die Beckenmuskulatur kann bewusst reagieren, anspannen oder entspannen.
- ✔ Unterstützung der Wehenarbeit: Das Kind bekommt massierenden Schub.
- ✔ Schutz der Schambeinfuge (*Symphyse*).

Nach der Geburt

- ✔ Schnellere Regeneration nach der Geburt; nach Dammriss, Dammschnitt oder Kaiserschnitt.
- ✔ Der Milchfluss wird verbessert, das Stillen wird erleichtert.
- ✔ Hormone und Psyche werden positiv beeinflusst.
- ✔ Die Rektusdiastase schließt sich schnell und vollständig.

Für das Kind

- ✔ Anatomisch bessere Ausgangsposition für das Kind; mehr Platz im Mutterbauch.
- ✔ Übertragung der aufrechten Haltung auf das Kind.
- ✔ Weniger Lage-Anomalien (u. a. Querlage, Beckenendlage, Schiefhals).
- ✔ Stärkere sensorische Erfahrungen; frühere Gehirnreife (haptisch, auditiv, kognitiv).
- ✔ Gesunder Stoffwechsel; verbesserte Immunabwehr.
- ✔ Stärkung des Urvertrauens und der psychischen Stabilität des Kindes.
- ✔ Weniger nervöse Störungen (Schreikinder, Kolikenkinder, Frühgeburten).

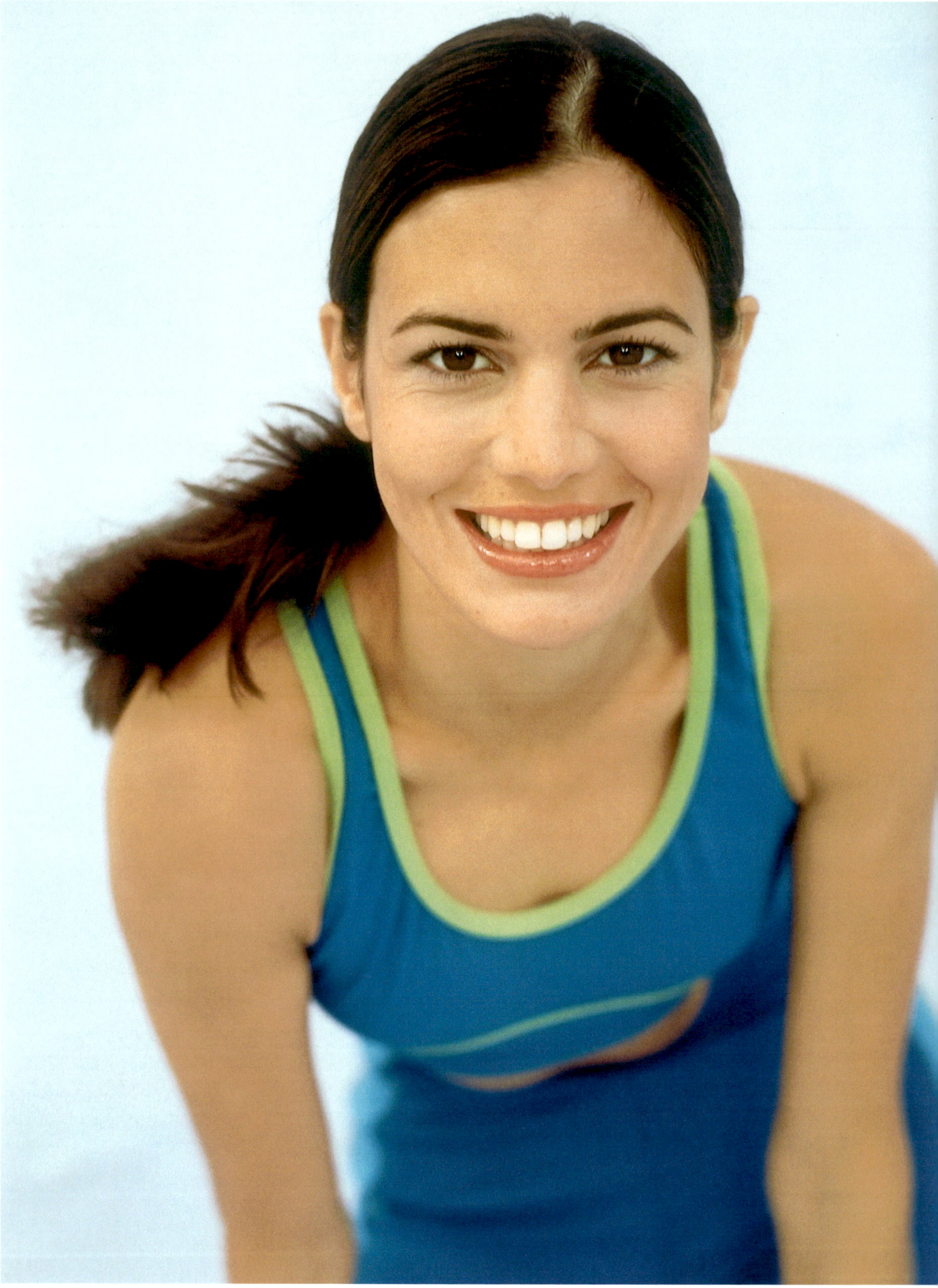

Das CANTIENICA®-Grundprogramm

Verwandeln Sie Ihr Becken in ein Powerbecken. Durch Vernetzung der Muskulatur werden Sie zur Architektin Ihres eigenen Körpers. Nutzen Sie die Intelligenz, die in Ihren Knochen und Muskeln steckt. Lernen Sie Ihre Bestform kennen. Modellieren Sie den schönsten, kraftvollsten, beweglichsten Körper, den Sie je hatten.

Das Grundprogramm üben

Tragen Sie sich mit dem Gedanken, schwanger zu werden? Zum ersten, zweiten oder dritten Mal? Dieses Grundprogramm stellt Ihren Körper auf Empfang, und es macht Sie geschmeidig, sexy und stabil. Kraft und schöne Körperformen gibt es als Geschenk.

Die vernetzt trainierte Beckenmuskulatur stellt Ihren Körper »auf Empfang« und begünstigt die Befruchtung. Sie erleben, wie Sie die Muskulatur des Beckenbodens beim Sex bewusst aktivieren oder vollkommen entspannen und dadurch Ihre Lust intensivieren, ausdehnen und verlängern können. Muskeln in Aktion stimulieren die eingebetteten Nerven und fördern die Durchblutung. Außerdem wird das Powerbecken besser durchblutet. Der Körper produziert eifrig die für eine Schwangerschaft notwendigen Hormone – Hormone, die übrigens auch gute Laune machen.

Die Seele trainiert mit

Wenn Sie schon einmal oder mehrmals geboren haben und weitere Kinder planen, so hilft das CANTIENICA®-Beckenmuskeltraining bei der Regeneration von Körper und Seele. Der Körper braucht bis zu zwei Jahre, um Schwangerschaft, Geburt und Stillzeit vollständig zu verarbeiten. Regelmäßiges Training der Tiefenmuskulatur unterstützt und beschleunigt die Regeneration.

Willkommene Nebenwirkungen

Gut trainiert wird der Körper wieder aufnahmebereit für das nächste Kind, Sie und das Baby haben bessere Startchancen. Ein fitter Körper gibt Ihnen Kraft für die neue Schwangerschaft und beugt Erschöpfung ebenso wie Erschlaffung vor. Von der konsequenten Vernetzung aller Muskeln profitieren auch die Organe; Fehlhaltungen der Gebärmutter (Knickungen, Senkungen)

Info

Für die Übungen im Buch benötigen Sie: einen großen Gymnastikball; einen kleinen Softball, leicht aufgepustete Luftballons oder Kissen; einen Hocker (flache Sitzfläche), ein Meditationskissen, eine Gymnastikmatte oder gefaltete Decke.

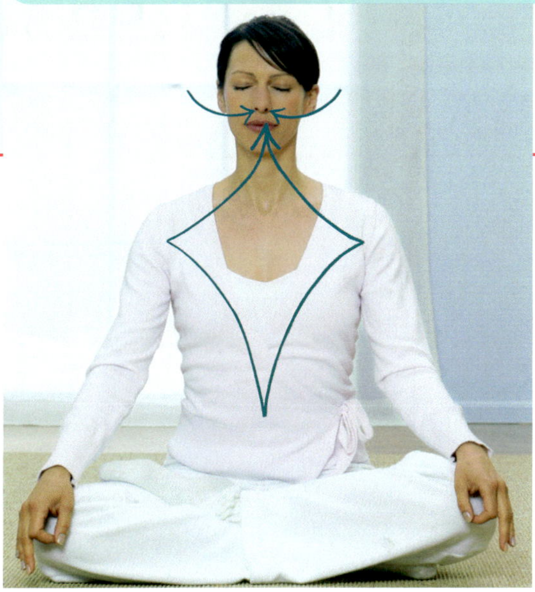

können sich erholen. Auch leichte Inkontinenz und Blasenschwäche lassen sich recht schnell regulieren.

Die Atmung

Der Atem ist die Grundnahrung für Körper, Geist und Seele. Er nährt Rückenmark, Blut, Knochen, Organe, Muskeln, Sehnen, Bänder, Knorpel, Nerven – jede Zelle braucht Sauerstoff. Und zwar je mehr, desto besser. Mit bewusster Atmung können Sie Blockaden im Körper aufspüren und Verspannungen auflösen. Die folgenden Atemübungen kräftigen die Muskulatur im Mund und im Rachen und helfen gegen Schnarchen, Zähneknirschen und Doppelkinn.

Die Grundatmung geht durch die Nase und spannt den ganzen Körper lang und leicht auf.

Das Grundprogramm – so üben Sie richtig

→ **Häufigkeit**
2-mal pro Woche. 5 Tage hintereinander sind auch okay; danach 2 Tage Muskelpause.

→ **Dauer**
Die ganze Abfolge dauert maximal 30 Minuten oder in Kurzprogramme aufteilen.

→ **Ausdauertraining**
2- bis 5-mal pro Woche 30 bis 60 Minuten Walking, Radfahren oder Schwimmen mit maximal 140 Pulsschlägen pro Minute.

Spielereien mit der Grundatmung

Setzen Sie sich bequem auf Ihren Lieblingsplatz. Schneidersitz am Boden, aufrecht sitzen auf einem Meditationskissen oder einem Hocker – wie es für Sie stimmt.

● **Phase 1**

Den Mund leicht offen halten. Die Zungenwurzel zum Gaumen hochziehen und aktiv an dieser Stelle halten. Atmen Sie durch die Nase ein und durch die Nase aus – in Ihrem ganz individuellen Rhythmus.

Bei jedem Atemzug ruhiger werden. Nehmen Sie wahr: Wo geht der Atem hin? Wo stockt er? Wo trifft er auf Verspannungen? Sprechen Sie mit dem Körper, helfen Sie ihm aktiv, sich zu entspannen. »Lieber Magen, du kannst loslassen, entspanne dich«, oder: »Nimm den Atem an, liebe Schulter«. Es ist Ihr Körper, er wird Ihnen gern gehorchen. Ziehen Sie den Atem ganz bewusst in jeden Teil Ihres Körpers.

- **Phase 2**

Beim Einatmen den Beckenboden bewusst aktivieren, beim Ausatmen vollkommen loslassen.

- **Phase 3**

Beim Einatmen eine Seite der Beckenbodenmuskulatur aktivieren, ausatmen und loslassen. Dann mit der anderen Seite einatmen.

- **Phase 4**

Variante aus dem Ayurveda-Yoga: Ziehen Sie den Kehlkopf beim Ein- und Ausatmen leicht zusammen und machen Sie ein leises kleines Schnarchgeräusch.

Herz und Hände

Sitzen Sie zwei Minuten so richtig schlaff mit krummem Rücken und eingesunkenen Schultern. Jetzt schön aufrecht hinsetzen: Auf den Sitzbeinhöckern aus- und aufrichten, den Kopf hoch und die Schultern entspannen. Die Arme sind rund und weich und offen. Zwei Minuten halten und die Veränderung der Stimmung wahrnehmen.

- **Phase 1**

Bleiben Sie aufrecht sitzen. Durch das Brustbein einatmen und durch die Schultern ausatmen. Bei jedem Atemzug werden Sie weiter und offener. Sie spüren, wie sich Ihr Herz öffnet.

- **Phase 2**

Die Fingerspitzen in der Mitte des Brustbeines auflegen und es ganz ohne Druck ausstreichen. Eine Hand fährt ultrazart nach oben, die andere gleichzeitig ebenso zart nach unten.

- **Phase 3**

Die Handflächen so lange aneinander reiben, bis sie warm sind und pulsieren. Dann die Hände weich und offen auf die unteren Rippen legen.
Beim Einatmen die Luft zu den Händen ziehen und die Rippen weit ausdehnen.

- **Phase 4**

Die Handflächen wiederum so lange aneinander reiben, bis sie pulsieren. Die Hände vor der Brust aneinander legen. Die Finger berühren sich und die Handflächen bilden eine Höhle. Spüren Sie, wie die Energie zwischen den Händen fließt.

Den Beckenboden entdecken

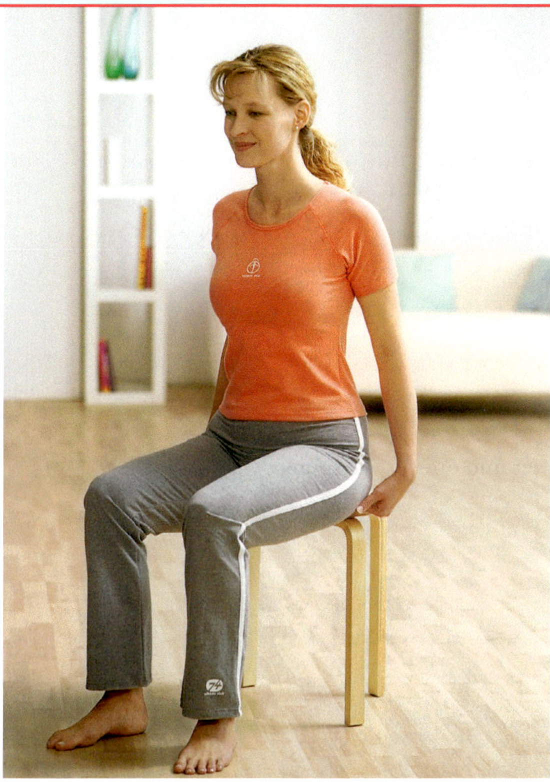

- Setzen Sie sich auf einen einfachen Hocker mit flacher Oberfläche. Die Füße stehen hüftweit auseinander. Großzehengrundgelenk und Außenseite der Ferse fest am Boden verankern. Mit den Fingern die Sitzbeinhöcker ertasten und genau darauf ausrichten.

- Den Scheitelpunkt nach oben dehnen, Scham- und Steißbein nach unten, bis sich der Rücken gedehnt und gleichzeitig entspannt anfühlt. Schultern nach außen unten setzen.

- Sitzbeinhöcker zum Damm ziehen, loslassen und gleich wieder zum Damm ziehen. Zuerst langsam, dann schneller.

- Sie spüren, wie der Beckenboden automatisch die Oberschenkel leicht nach außen rotieren lässt und dadurch die Hüftgelenke entlastet werden.

- Mit der Zeit den Beckenboden nicht mehr ganz, sondern nur noch teilweise loslassen und gleich wieder anspannen, bis daraus ein gleichmäßiges Pulsieren wird.

→ So üben Sie korrekt

Füße und Zehen sind entspannt. Wenn sich die Zehen verkrampft nach oben biegen oder am Boden festkrallen, können sich Wadenkrämpfe einstellen. Sobald Sie die Sitzbeinhöcker aufgespürt haben, können Sie die Finger wieder wegziehen und die Hände entspannt auf die Oberschenkel legen. Zum Aufwärmen des Beckenbodens und um sich aufrecht zu halten, absolvieren Sie 30 Beckenbodenpulse.

→ Was diese Übung bewirkt

Die innere, größte und wichtigste Beckenbodenschicht entdecken, stärken und vernetzen. Gleichzeitig das Becken aufrichten und die Wirbelsäule aufspannen.

→ Gut zu wissen

Sie können die Übung prima in den Alltag einbauen: am Esstisch, im Büro, beim Autofahren, in der Bahn oder im Flugzeug.

Aufgerichtet sitzen

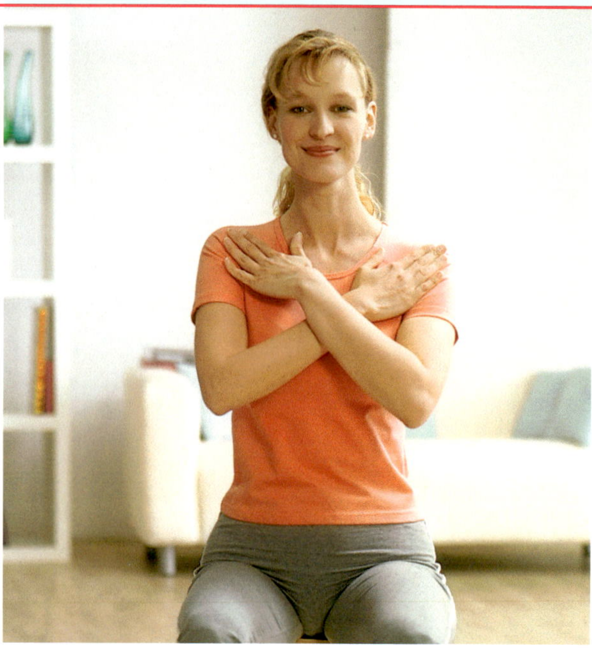

- **Phase 1**

Atmen Sie ein und ziehen Sie die beiden Sitzbeinhöcker zur Mitte. Den Atem von unten nach oben durch Steißbein, Kreuzbein und alle Wirbel wandern lassen und durch den Scheitelpunkt ausatmen. Sieben Atemzüge.

- **Phase 2**

Wieder einatmen und die Fersen in den Boden schieben, ohne etwas an der Position zu verändern. Den Atem durch die Beine, das Becken und den Rücken nach oben führen und durch den Scheitel ausatmen. Siebenmal.

- Setzen Sie sich auf einen Hocker und stellen Sie die Füße hüftweit auseinander. Großzehengrundgelenk und Außenseite der Ferse belasten. Richten Sie Fußlängsgewölbe und Fersenbein auf. Die Knie sind stabil über dem Fuß, auf einer Linie mit der Hüfte. Die Arme überkreuzen Sie vor dem Oberkörper, Hände vor den Schultern auf Schulterhöhe.

- Den Beckenboden aktivieren und dadurch die Beinhaltung stabilisieren. Die Oberschenkel rotieren leicht nach außen. Sitzknochen und Steißbein in die Sitzfläche verlängern. Den unteren Rücken lang ziehen. Den Oberkörper aufrichten und den Scheitelpunkt nach oben dehnen. Die Ellbogen nach unten ziehen, das holt die Armkugel aus dem Schulterdach, und Sie können die Schultern nach außen unten fallen lassen.

→ So üben Sie korrekt

Verspannungen wahrnehmen und mit dem Atem auflösen. Wenn das aufrechte Sitzen anfangs sehr schwer fällt, vor einer Wand arbeiten: den Rücken an einen Luftballon oder Gymnastikball lehnen.

→ Was diese Übung bewirkt

Sie spüren, wie der Atem die Aufrichtung unterstützt. Wahrnehmen, wie der Beckenboden mit dem Atem koordiniert werden kann und sich bewusst aktivieren oder entspannen lässt.

→ Gut zu wissen

Diese Übung lässt sich leicht und oft im Alltag machen – immer, wenn Sie sitzen. Wenn Sie auf Stühlen mit Lehne üben, an den vorderen Rand der Sitzfläche rutschen.

Netzwerk Rücken

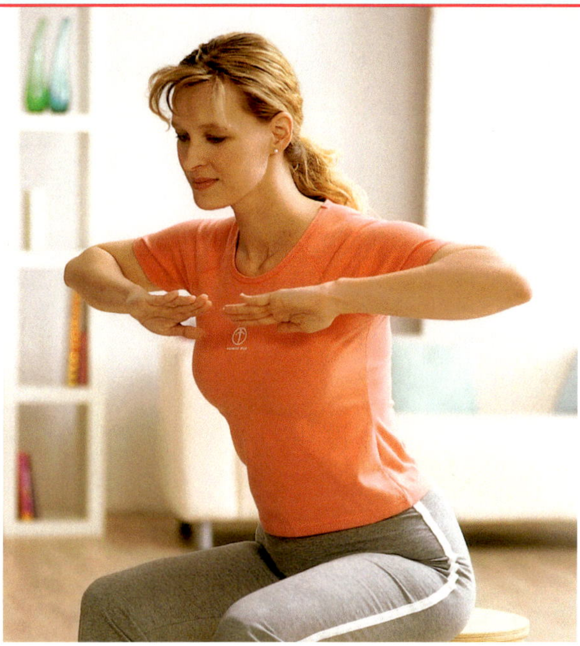

- Aufgespannt und aufgerichtet sitzen, wie auf der vorangegangenen Seite beschrieben. Exakt auf den beiden Sitzbeinhöckern ausrichten und den Rücken aufspannen. Den Oberkörper nach vorn absenken. Der Rücken bleibt ganz gerade.

- Die Arme winkeln Sie auf Schulterhöhe an. Die Schultern absenken und entspannen. Die Unterarme so eindrehen, dass die Daumen nach unten und die Handinnenflächen nach vorn zeigen. Ziehen Sie die Ellbogen seitlich so weit auseinander, bis sich die Schultern spürbar noch mehr absenken. Das schafft Abstand und Raum zwischen Oberarmkugeln und Schulterdach.

→ So üben Sie korrekt
Die Sitzbeinhöcker ziehen während der ganzen Übung nach unten und nach hinten. So bleiben Becken und Rücken aufgerichtet. Beim Einatmen Sitzbeinhöcker zusammenziehen, beim Ausatmen lösen. Steißbein und Scheitel sind während der ganzen Übung in Gegenzugspannung. Die Wirbelsäule ist gedehnt und alle Kleinmuskeln arbeiten mit.

→ Was diese Übung bewirkt
Die gesamte Beckenmuskulatur arbeitet zusammen. Die Wirbelsäule ist aufgespannt, das knöcherne Becken und der Brustkorb werden am Stamm aufgerichtet. Die Rückenmuskulatur wird mit dem Beckenboden vernetzt und gekräftigt. Die Brustwirbelsäule wird mobil.

→ Gut zu wissen
Die Übung eignet sich hervorragend als »Dynamo-Entspannung«.

• Phase 1
Ziehen Sie die Ellbogen in Gegenrichtung impulsartig auseinander, danach lösen, ziehen, lösen ... bis sich der Brustkorb weit und offen anfühlt. 20-mal wiederholen.

• Phase 2
Stellen Sie sich in der Mitte Ihres Brustbeins ein Drehscharnier vor. Drehen Sie den Oberkörper langsam nach links und das Kinn gleichzeitig langsam nach rechts. Dann umgekehrt: den Oberkörper nach rechts, das Kinn nach links. Jede Seite fünfmal wiederholen.

Schulterfrei

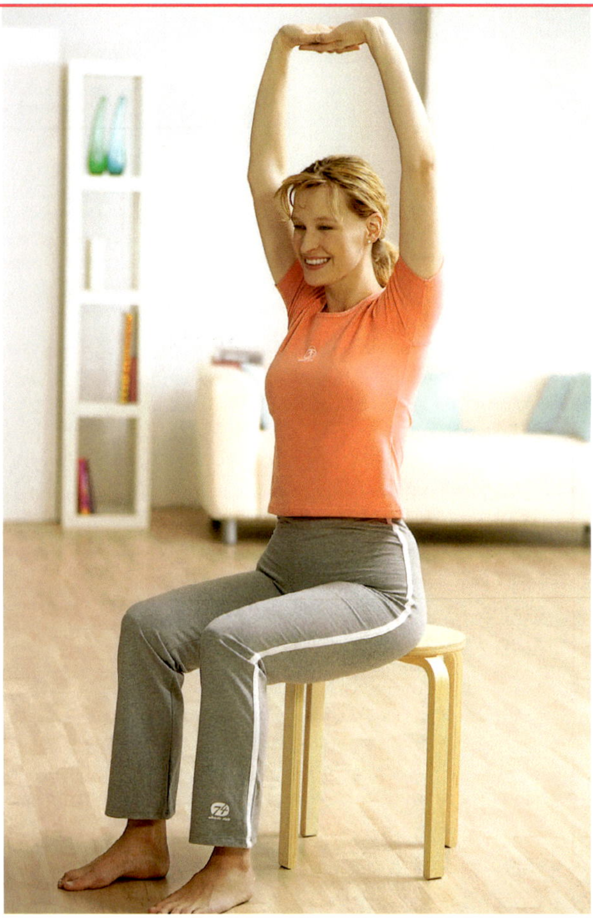

- Aufgespannt und aufgerichtet auf den Sitzbeinhöckern sitzen.

- Um den Beckenboden zu aktivieren, die beiden Sitzbeinhöcker näher zueinander ziehen. Sie können spüren, wie das Becken unten enger und oben ganz weit wird.

- **Phase 1**

Die Hände falten und die Arme zur Decke strecken. Die Handflächen so hoch nach oben schieben, bis sich die Oberarmkugeln anheben. Jetzt die Schultern mit möglichst geraden, gestreckten Armen nach außen und nach unten setzen. Gleichzeitig schieben Sie den Scheitelpunkt in Richtung Decke (Foto links). Fünfmal wiederholen.

Meine Erfahrung

»Nach der Geburt meines zweiten Kindes fühlte ich mich gar nicht mehr wohl. Mein Bauch war überdehnt, die Brüste hingen und mein Rücken tat vom ständigen Tragen immer weh. Nach wenigen CANTIENICA®-Übungsstunden fühlte ich mich wieder aufrecht, die Rückenschmerzen ließen nach und meine Laune besserte sich zusehends.«

Marianne B., Berlin

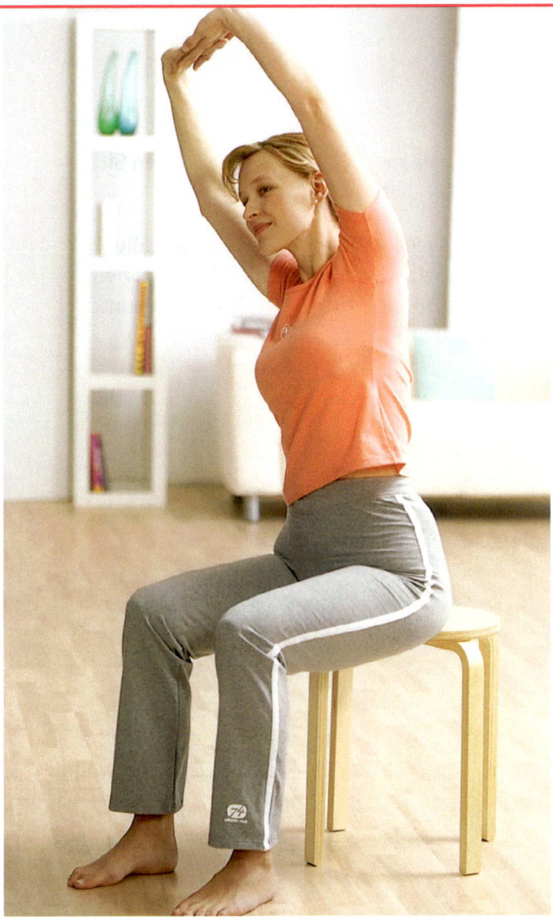

- **Phase 2**

Verankern Sie den linken Sitzbeinhöcker richtig in der Sitzfläche. Die Schultern nach außen und unten setzen. Die verschränkten Hände, so weit es geht, nach rechts ziehen, ohne den linken Sitzbeinhöcker anzuheben (Foto rechts).

- Wieder aufrichten. Auf jeder Seite drei- bis fünfmal wiederholen.

→ So üben Sie korrekt

Die Taille auf beiden Seiten gedehnt halten. Die Schultern bleiben parallel. Der Scheitelpunkt zieht die Wirbelsäule in einen harmonischen, C-förmigen Bogen ganz ohne Knick.
Wenn Sie die Arme nicht strecken können, ist Ihr Rücken nicht sorgfältig aufgespannt. Ziehen Sie das Steißbein nach unten und den Scheitelpunkt so weit nach oben, bis sich Rücken und Bauch gedehnt anfühlen. Der Hals ist ebenfalls lang. Die gestreckten Arme berühren weder die Ohren noch den Kopf.

→ Was diese Übung bewirkt

Die Vernetzung der mittleren und inneren Beckenbodenschicht mit den Muskeln des gesamten Rumpfes. Stabilisation des Beckens. Isolation von Arm und Schultern. Kraft in den Armen.

→ Gut zu wissen

Wenn Sie einen Rundrücken haben, ist die Übung anfangs schwer. Machen Sie ein oder zwei saubere Abfolgen, beim nächsten Mal werden es schon drei oder vier Wiederholungen sein.

Rückenlang

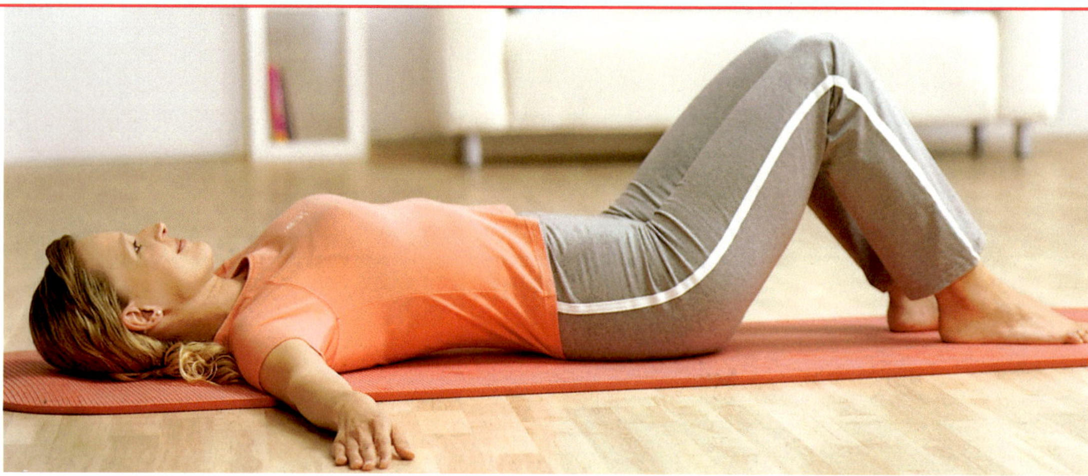

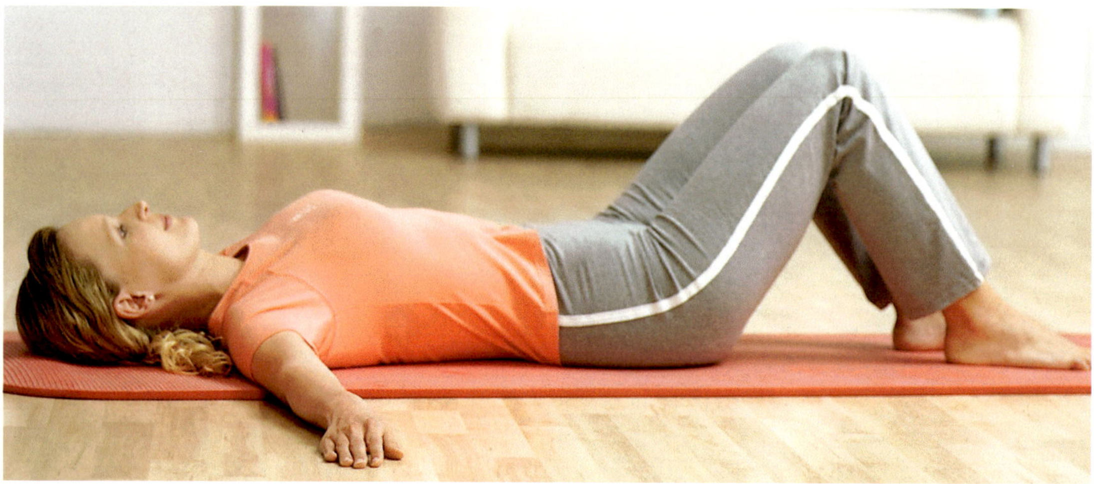

• Legen Sie sich in Rückenlage auf eine Gymnastikmatte. Die Beine sind hüftweit angewinkelt. Die Knie stehen ebenfalls hüftweit auseinander (Foto oben).

• **Phase 1**

Strecken Sie die Arme auf Schulterhöhe seitlich aus und ziehen Sie die Mittelfinger auseinander, bis die Schultern entspannt am Boden aufliegen (Foto unten). Die übrigen Finger sind einfach nur entspannt. Das Becken darf nicht kippen. Achten Sie darauf, dass Ihr Bauch lang und gedehnt ist. Das Schambein liegt auf der gleichen Höhe wie die Beckenknochen.

- **Phase 2**

Die Sitzbeinhöcker zuerst in Richtung Boden schieben und dann zusammenziehen, um den Beckenboden zu aktivieren.

- **Phase 3**

Steiß- und Schambein zu den Fersen verlängern. Ziehen Sie den Scheitelpunkt in die Gegenrichtung und lassen Sie den Rücken in die Unterlage fließen. So oft wiederholen, bis die Bewegung leicht und fließend abläuft.

Meine Erfahrung

»Mit meiner Skoliose (Wirbelsäulenverkrümmung) hatte ich schon seit der Kindheit Probleme. In der Schwangerschaft wurde es noch schlimmer, so dass ich ständig zum Orthopäden gehen musste. Krankengymnastik half nur stundenweise. Aufmerksam geworden durch das Buch »Tiger Feeling«, begann ich, erst aus dem Buch, dann unter Anleitung, die Übungen zu machen. Inzwischen ist meine Tochter zwei Jahre alt. Ich stille sie noch und muss sie viel tragen. Mein Rücken macht alles mühelos und schmerzfrei mit, ich bin sogar drei Zentimeter größer geworden!«

Constanze R., Leipzig

→ So üben Sie korrekt

Wenn der Bauch Falten wirft oder das Schambein hervorsteht, einfach entspannen und die Position neu aufbauen. Die Gesäßmuskulatur bleibt entspannt, nur die Hüftmuskeln, die direkt mit dem Beckenboden verbunden sind, arbeiten mit. Der Rücken soll sich lang, leicht und gedehnt anfühlen.

→ Was diese Übung bewirkt

Sie weckt das Bewusstsein für die sanfte Aufspannung des Rückens. In herkömmlichen Trainings wird meist das Gesäß angespannt und der Rücken auf den Boden gedrückt. Das kann zu Flachrücken führen oder, bei Rundrücken, zu totaler Verspannung des Schultergürtels.
Diese Übung drückt die natürlichen Kurven des Rückens nicht flach, sondern optimiert sie.

→ Gut zu wissen

Die Übung lässt sich gut auf Ihrer normalen Matratze im Bett machen: Spannen Sie abends ein paar Mal vor dem Einschlafen den Rücken auf. Morgens, gleich nach dem Aufwachen, wird der Rücken wieder einige Male aufgespannt. – So wird diese Übung zu einer wertvollen Gewohnheit.
»Rückenlang« ist für alle Übungen in Rückenlage die Grundposition.

Beckenrotationen

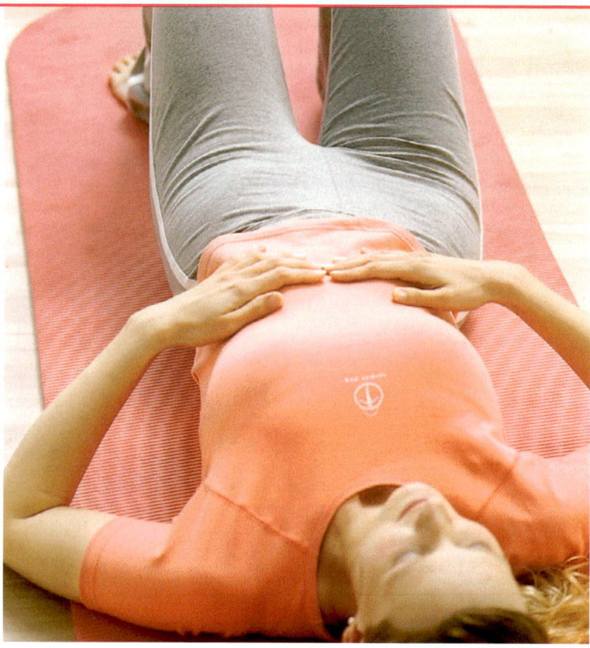

• Nehmen Sie die Grundposition von »Rückenlang« (Seite 36/37) ein. Wirbelsäule und Füße sauber aufspannen. Die Arme sind seitlich angewinkelt oder Sie legen die Hände bequem auf die Rippen. Die Beine anwinkeln, Füße und Knie hüftweit auseinander. Sie können ein Kissen unter den Kopf legen, damit die Halswirbelsäule auf einer Linie mit dem Rücken liegt: Kinn und Hals bilden einen rechten Winkel. Das Becken ist aufgerichtet, der Bauch schön flach und faltenlos.

• Phase 1

Beide Fersen zart in den Boden schieben, als würden sie wie ein Magnet angezogen. Gleichzeitig die Sitzbeinhöcker zum Damm ziehen. Leicht lösen und die Fersen wieder in den Boden schieben. Das Becken bleibt dabei absolut ruhig! 20-mal.

• Phase 2

Die Fersen abwechselnd in den Boden schieben, links, rechts, links, rechts ..., 20-mal wiederholen. Zehen bleiben entspannt am Boden. Ziehen Sie in Ihrer Vorstellung die Kniescheiben an Marionettenfäden zur Decke. Das entlastet Hüft-, Knie- und Sprunggelenke und dehnt die Muskulatur.

• Phase 3

Die Sitzbeinhöcker abwechselnd zu den Fersen ziehen – links, rechts, links, rechts ... Mit der Zeit lassen Sie die Bewegung dreidimensional werden. Ziehen Sie die Sitzbeinhöcker erst nach unten ins Polster, dann nach vorn, bis sich das Becken wie eine liegende dreidimensionale Acht bewegt. Mindestens 20-mal.

→ So üben Sie korrekt

Die Rotationen sind leicht und geben Ihnen ein Gefühl des Schwebens. Die Muskeln am vorderen Oberschenkel sind entspannt.

→ Was diese Übung bewirkt

Die Beckenhälften werden geschmeidig. Die einzelnen Beckenbodenmuskeln arbeiten unabhängig voneinander. Beckenschiefstand wird verhindert. Die Kreuzbeingelenke werden entlastet.

→ Gut zu wissen

Sie können die Beckenrotationen im Bett machen, abends vor dem Einschlafen, morgens vor dem Aufstehen.

Hüftdehnung

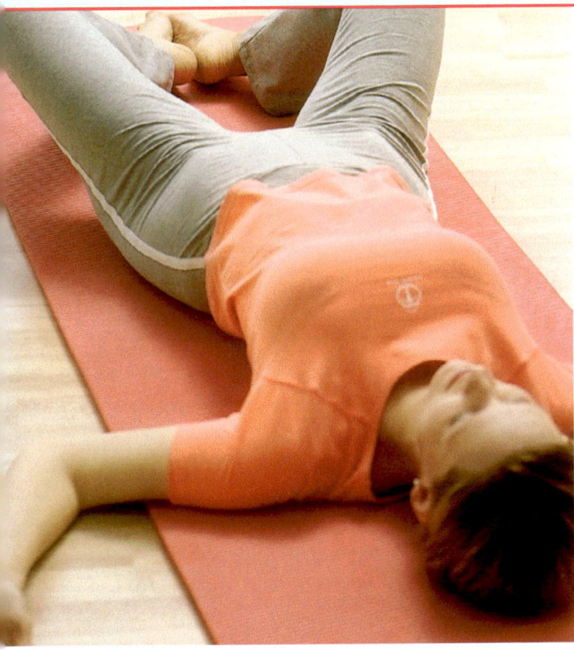

- Auf dem Rücken liegen wie in »Rückenlang« (Seite 36/37) beschrieben und die Wirbelsäule aufspannen. Die Arme sind seitlich entspannt in U-Form angewinkelt.

- Legen Sie die Fußsohlen aneinander. Fersen und Großzehengrundgelenke aneinander pressen. Die Spannung, die dadurch im Beckenboden entsteht, aufnehmen und über den Anus zum Kreuzbein hochziehen. Gleichzeitig Scham- und Steißbein Richtung Fersen verlängern. Ausatmen und außer den Füßen alles entspannen. Fünfmal wiederholen.

- Der Rücken ist lang und leicht. Konzentrieren Sie sich auf die Vernetzung der Muskulatur von der Fußsohle bis zum Becken und die Koordination des Atems mit dem Beckenboden. Beim Ausatmen vollkommen loslassen.

- Wenn Sie sich mit der Abfolge vertraut gemacht haben, integrieren Sie nun die Atmung: Die Fersen zusammenschieben, gleichzeitig den Beckenboden aktivieren und einatmen.

- Den Atem durch die Wirbelsäule zum Scheitelpunkt ziehen. Ausatmen und lösen. Zwölfmal wiederholen.

→ So üben Sie korrekt

Die Oberschenkelknochen bewegen sich während der Übung nicht, lediglich die Muskeln des Oberschenkels drehen sich leicht nach außen. Die Gesäßmuskeln bleiben entspannt.

→ Was diese Übung bewirkt

Ihr Beckenboden lernt, wie er offen sein kann und zugleich geschlossen. Diese Fähigkeit intensiviert Ihr Lustempfinden beim Sex.
Kann sich der Beckenboden mit dem Einatmen aktivieren, so ist das Ihr bester Blasenschutz beim Husten, Lachen und Niesen.

→ Gut zu wissen

Wenn Ihnen die Grätsche in den Hüftgelenken anfangs schwer fällt, können Sie die Knie mit Kissen oder Luftballons oder Softbällen unterlegen.

Hängebrücke

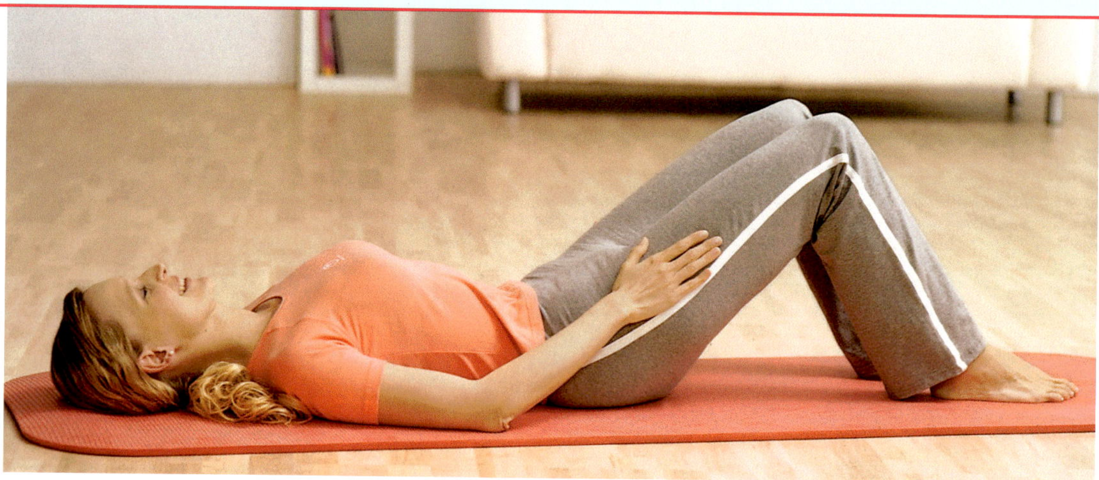

- Rückenlage wie in »Rückenlang« (Seite 36/37). Die Füße bilden ein kleines »V«: Die Fersen stehen etwas näher beieinander als die Zehen. Das ermöglicht den Oberschenkeln die Außenrotation.

- Wenn die Knie auseinander oder gegeneinander fallen, legen Sie einen leicht aufgepusteten Luftballon dazwischen.

- Die Hände locker an die Hüftgelenke legen, so spüren Sie die Muskelarbeit in den tief liegenden Hüftmuskeln.

- Die Sitzbeinhöcker erst in Richtung Boden dehnen, dann zusammenziehen. Jetzt bewegen Sie die Sitzbeinhöcker Richtung Kniekehlen. Der Bauchnabel sinkt ein, der untere Rücken hängt schwerelos. Die Sitzbeinhöcker ziehen und ziehen, bis sich drei Wirbel leicht von der Unterlage heben.

- Die eigentliche Bewegung ist mit dem Beckenboden pulsieren: anspannen, lösen, anspannen; mit 12 Pulsen anfangen, auf 48 steigern.

→ So üben Sie korrekt

Die Hängebrücke ist Dehnung und Kräftigung gleichzeitig. Konzentrieren Sie sich auf das Powerbecken, alles andere ist entspannt.
Der Bauch bildet während der ganzen Übung eine »Hohlwanne« (wie eine Halfpipe) und ist vollkommen entspannt. Sobald der Bauch steinhart ist, arbeiten Sie mit dem Rücken statt mit der Beckenbodenmuskulatur.

→ Was diese Übung bewirkt

Vernetzung der inneren Beckenbodenschicht mit den Muskeln der Hüften, der Oberschenkel und des unteren Rückens. Als Belohnung winkt ein »Sofort-Po-Lifting«.

→ Gut zu wissen

Eine vorzügliche SOS-Übung bei Verspannungen im unteren Rücken.

Schneidersitz

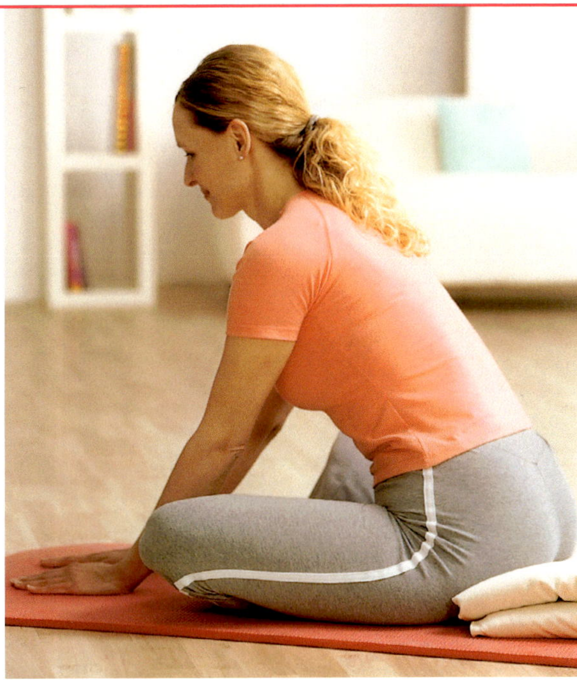

- Auf dem Boden im Schneidersitz Platz nehmen. Wenn Ihr Becken sehr steif ist, setzen Sie sich auf den Rand eines Meditationskissens oder einer gefalteten Decke. Die Füße auf der Außenkante aufrichten, also nicht wie beim Yoga ausdrehen, sondern bewusst aufstellen und aufspannen. So werden die Fußgelenke gestärkt, nicht belastet.

- Die Sitzbeinhöcker nach hinten ziehen, den Rücken aufspannen, die Sitzbeinhöcker noch mehr nach hinten ziehen. Gleichzeitig die Knie nach vorn dehnen; das befreit die Gelenke von Spannung. Den Oberkörper möglichst »pfeilgerade« nach vorn beugen und die Hände auf dem Boden aufstützen.

→ So üben Sie korrekt
Wenn Ihre Wirbelsäule so aufgespannt ist, dass Sie vor Schwerelosigkeit singen möchten, ist es genau richtig.

→ Was diese Übung bewirkt
Steigert die Geschmeidigkeit der Hüften und Hüftgelenke. Vernetzt die Rumpfmuskulatur mit dem Beckenboden. Entlastet den Rücken.

→ Gut zu wissen
Kümmern Sie sich bitte nicht darum, ob Sie in der Grundposition ein Hohlkreuz machen oder nicht – es ist in dieser Position gar nicht möglich. Achten Sie nur auf Ihr Wohlgefühl.

• Phase 1
Die Sitzbeinhöcker zusammenziehen, lösen, zusammenziehen, lösen ... und so mit dem Beckenboden »zwinkern«.

• Phase 2
Die Sitzbeinhöcker, so weit es nur geht, nach hinten ziehen, das Steißbein nach unten fließen lassen. Dann die Sitzbeinhöcker wieder nach hinten ziehen, Steißbein nach unten.

• Phase 3
Durch den Beckenboden einatmen und die Sitzbeinhöcker zusammenziehen. Nun ausatmen und entspannen: Der Oberkörper senkt sich dabei ein wenig. Wieder einatmen und den Beckenboden aktivieren, ausatmen, lösen und tiefer sinken, so weit es geht.

Kleiner Drehsitz

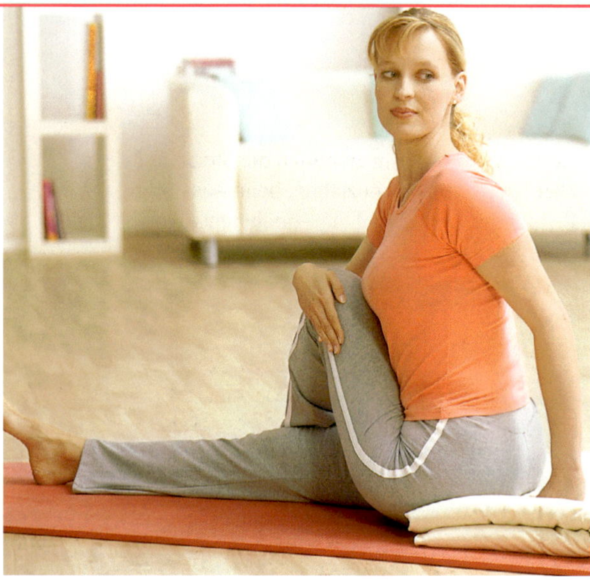

- Auf den Boden setzen. Wenn Ihre Hüftmuskeln (*Iliopsoas, Iliacus*) verkürzt sind, setzen Sie sich auf ein Meditationskissen. Das rechte Bein ausstrecken: Ferse nach vorn und gleichzeitig den Sitzbeinhöcker nach hinten schieben. Wenn Sie spüren, wie sich das Becken aufrichtet und sich der Rücken fast von selbst aufspannt, machen Sie es perfekt.

- Den linken Fuß neben dem rechten Oberschenkel aufstellen. Das Knie umfassen und den Rumpf noch mehr hochziehen. Der Scheitelpunkt zieht den Kopf vom Hals und macht ihn scheinbar schwerelos. Die Sitzbeinhöcker zart zusammenziehen und nach unten in den Boden schieben.

- Mit dem rechten Arm das linke Bein umarmen und näher an den Körper ziehen. Den Oberkörper nach links drehen – der Drehpunkt sitzt in der Mitte des Brustbeins –, den Kopf gleichzeitig mitdrehen. Die Schultern sind parallel und entspannt nach außen unten gesetzt.

- Wenn nötig, können Sie als Anfängerin den linken Arm hinter dem Körper aufstützen. Sobald die Wirbelsäule aufgespannt und die gesamte Rumpfmuskulatur vernetzt ist, brauchen Sie diese Stütze nicht mehr.

- Die Dehnung 30 Sekunden halten, dann lösen und die Seite wechseln.

→ So üben Sie korrekt

Wenn Sie zunächst Becken und Rücken nicht gerade halten können, bleiben Sie nur ein bis zwei Atemzüge in der Position; lösen, die Seite wechseln und wiederholen. Sie werden staunen, wie schnell Ihr Körper lernt.

→ Was diese Übung bewirkt

Auf die vertikale Aufspannung konzentrieren. Beckenboden mit Hüften, Rücken und Bauch zum Powerbecken vernetzen. Die Lendenwirbel in der autochthonen Muskulatur verankern. Die Brustwirbelsäule beweglich machen.

→ Gut zu wissen

Die Übung ist ein wunderbares »Hallowach« und eine gute Zwischendurch-Übung gegen Verspannungen im Alltag.

Albatros

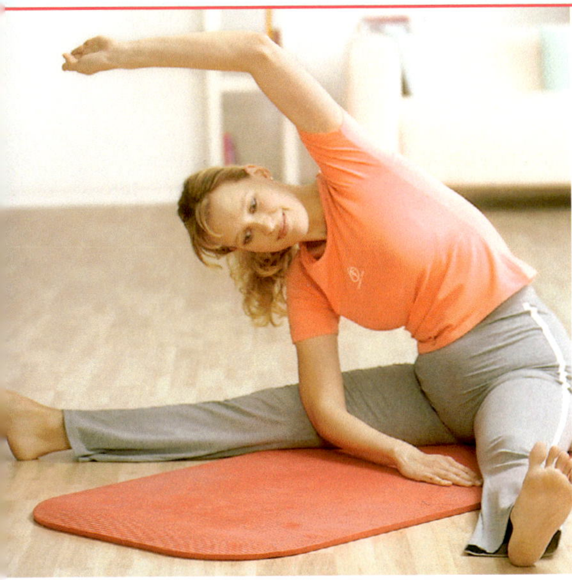

● Setzen Sie sich ganz vorn an den Rand eines Meditationskissens. Sitzbeinhöcker, Scham- und Steißbein nach hinten schieben. Das fühlt sich an, als ob das Kissen gleich nach hinten wegrutscht. Beide Beine ausstrecken, Füße flex (Zehen zur Decke). Wenn das am Anfang nicht geht, den rechten Fuß an den linken Oberschenkel legen.

● Über die Sitzbeinhöcker den Beckenboden aktivieren: Zusammenziehen und beide Sitzbeinhöcker nach unten dehnen; sie müssen Kontakt mit dem Kissen haben. Die Arme nach oben ausstrecken.

● Den Oberkörper zum linken Bein drehen und dann behutsam zum rechten Bein senken. Den rechten Arm auf dem rechten Oberschenkel auflegen.

● Scham- und Steißbein ziehen nach unten, der Scheitelpunkt, so stark es geht, in die Gegenrichtung. Beim Einatmen die Sitzbeinhöcker kräftig zusammenziehen, beim Ausatmen lösen. Fünf Atemzüge lang – bei jedem Ausatmen entspannen Sie sich mehr in die Dehnung, werden noch länger. Dann die Seite wechseln.

● Sobald Sie Ihr Becken vollständig aufrichten können, brauchen Sie das Kissen nicht mehr und üben direkt auf dem Boden. Sehr bewegliche Menschen strecken beide Beine.

→ So üben Sie korrekt

Die Wirbelsäule bildet einen C-Bogen. Wenn Sie zu lange in einer ungünstigen Dehnung bleiben, erkalten die Muskeln, und es verkürzen sich die Strukturen, die Sie eigentlich dehnen möchten.

→ Was diese Übung bewirkt

Ihr Körper lernt, das Becken auch in Bewegung aufrecht zu halten. Die Gelenke bleiben offen, frei und beweglich. Die Muskulatur wird am gesamten Rumpf vernetzt.

→ Gut zu wissen

Wer nicht spürt, ob das Becken aufrecht ist, kann an einen Gymnastikball gelehnt oder direkt an einer Wand arbeiten. Die Sitzbeinhöcker haben in jeder Phase der Übung Kontakt mit dem Boden und sind möglichst nahe an der Wand.

Beinstretch

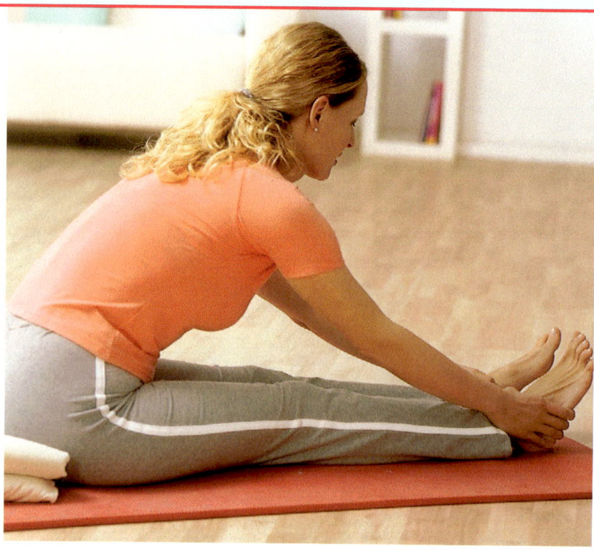

→ **So üben Sie korrekt**
Bei sehr unbeweglichem Becken ist es hilfreich, mit dem Rücken an einer Wand zu arbeiten. So spüren Sie, wenn Sie reflexartig kippen: Das Gesäß verliert den Kontakt zur Wand.

→ **Was diese Übung bewirkt**
Kniesehnen und Hüftbeuger werden gedehnt, das Becken wird aufgerichtet und geschmeidig. Die Lendenwirbel werden auseinander gezogen und bekommen mehr Raum.

→ **Gut zu wissen**
Hören Sie auf Ihren Körper. Wenn Sie beim ersten Versuch die Beine nicht strecken können, so ist das in Ordnung. Denken Sie sich in die Dehnung, visualisieren Sie, was Sie vom Körper möchten, lassen Sie sich auf die Beckenbodenatmung ein.

- Sie sitzen auf einer Gymnastikmatte und können sich vorn auf den Rand eines Meditationskissens setzen. Beide Fersen aufstellen und nach vorn schieben, bis die Beine gestreckt sind. Gleichzeitig die Sitzbeinhöcker nach hinten schieben, die Füße flexen.

- Mit den Händen die Füße umfassen und den Oberkörper näher zu den Beinen ziehen.

- Scham- und Steißbein, so weit es nur geht, nach hinten ziehen.

- Jetzt mit den Händen die Waden oder die Füße umfassen – die Schultern bleiben entspannt. Den Scheitelpunkt nach vorn unten ziehen und so den Oberkörper aufgespannt einrunden.

- Atmen Sie durch den Beckenboden ein, während Sie gleichzeitig die Sitzbeinhöcker zusammenziehen. Ausatmen durch den Scheitelpunkt und gleichzeitig den Beckenboden entspannen. Fünf Atemzüge lang üben, danach behutsam aufstehen.

So trainieren Sie optimal

- ✔ Wählen Sie Zeit und Ort so, dass Sie ungestört sind.
- ✔ Die Kurzprogramme dauern etwa 15 Minuten, die längeren 30 Minuten.
- ✔ Mindestens zweimal pro Woche, maximal fünfmal, zwei Tage Pause brauchen die Muskeln.
- ✔ Grundpositionen exakt aufbauen, nur so können die therapeutisch präzisen Übungen ihre wohltuende Wirkung voll entfalten.
- ✔ Entspannt arbeiten. Auch wenn Ihnen die Übungsbeschreibungen anfangs kompliziert vorkommen, 1:1 umgesetzt fühlen sie sich ganz leicht an. Wenn etwas schmerzt, so haben Sie sich unnötig verkrampft. Entspannen, neu aufbauen.
- ✔ Nur so lange in der Übung bleiben, wie die Position sauber und entspannt gehalten werden kann.
- ✔ Langsam arbeiten, kleine pulsierende Bewegungen machen (siehe Grundbegriff »Pulsieren«, Seite 22).
- ✔ Maximal 25 Wiederholungen oder bei den Dehnungen 30 Sekunden. Mehr ist nicht möglich, wenn Sie die Übungen anatomisch perfekt aufbauen.
- ✔ Übungen in Rückenlage nicht zu lange ausdehnen.
- ✔ Jede Trainingseinheit mit Entspannung und Atemübungen abschließen.
- ✔ Achten Sie auf Ihre Tagesform. Orientieren Sie sich nicht an Ihrer Leistung von vorgestern, sondern an Ihrer Komfortzone.
- ✔ Übernehmen Sie die Haltung in den Alltag, fügen Sie möglichst viele Häppchen in Ihren Tagesablauf: aufrecht sitzen beim Frühstück, Beckenrotationen im Auto, im Bus oder in der U-Bahn zur Arbeit, während des Telefonierens – der Tag bietet 1000 Möglichkeiten.

Ergänzende Sportarten

Sport war in Ihrem »nichtschwangeren« Alltag fest verankert und Sie möchten sich Ihre Bestform bewahren? Das ist gut – für Sie und Ihr Kind. In Kombination mit der CANTIENICA®-Methode profitieren Sie doppelt.

Bis vor wenigen Jahren wurde Schwangeren pauschal von Sport abgeraten. Die Gründe liegen auf der Hand: Ärzte und Hebammen wollten auf Nummer sicher gehen. Denn nichts tun schien sicherer, als durch Übertreibung im Sport eine Fehlgeburt zu riskieren. Diese Auffassung hat sich inzwischen gründlich geändert.
Irgendwann im letzten Jahrhundert schlich sich auch noch der Irrglaube ein, Sportlerinnen hätten besonders schwierige Geburten, da ihre Beckenbodenmuskulatur verhärtet und verkürzt sei. Heute weiß man es besser. Studien belegen: Bewegung ist während der Schwangerschaft genau so wichtig wie in »normalen« Frauenzeiten.

Bewegungsmangel schadet

Eine Schonzeit von neun Monaten kann die gefürchtete Schwangerschaftsgestose verursachen, eine toxische Stoffwechselkrankheit, die Mutter und Kind gefährdet. Forscher vermuten, dass Bewegungsmangel während der Schwangerschaft auch das Baby für Stoffwechselerkrankungen, Allergien und für Immunschwäche anfällig macht. Bei der »Schwangerschaftszuckerkrankheit« ist der Zusammenhang nachgewiesen: Kinder, deren Mütter während der Schwangerschaft an Diabetes mellitus erkrankten, sind sehr häufig während ihrer Kindheit und Jugend für Diabetes anfällig. Und sie sind auffallend oft übergewichtig.

Info

Regelmäßige Bewegung ...

- hält den Blutkreislauf in Schuss
- verbessert den Stoffwechsel und die Sauerstoffversorgung von Mutter und Kind
- schützt beide vor Schwangerschaftsdiabetes
- massiert die Organe
- verhindert übermäßige Gewichtszunahme
- hält das ungeborene Kind in Bewegung und fördert so seine Bewegungsfreude
- baut Stress ab und stimuliert die Produktion von Glückshormonen und sorgt so für gute Laune.

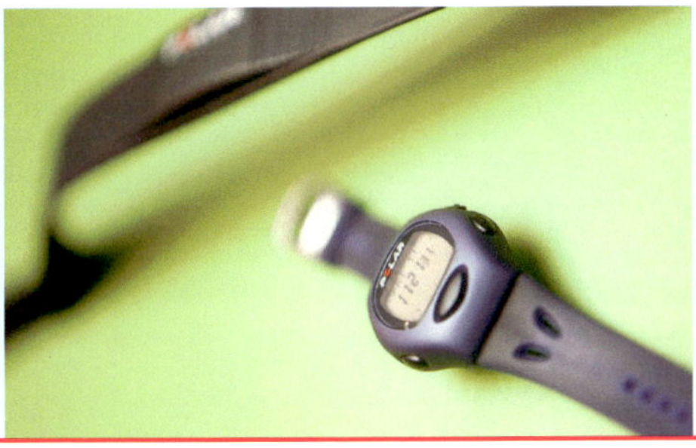

Sanfte Bewegung

Sanfte Bewegungsformen können Sie ohne Bedenken während der ganzen Schwangerschaft genießen. Empfohlen sind 130 bis 140 Pulsschläge pro Minute. Es gibt aber individuelle Unterschiede. Die Faustregel für die beste Sauerstoffversorgung und eine optimale Trainingsleistung für Herz und Kreislauf lautet: Solange Sie durch die Nase atmen oder sich bequem unterhalten können, sind Sie im idealen Pulsbereich. Für Spitzensportlerinnen gelten andere Pulsschlag-Regeln. Sprechen Sie in jedem Fall mit Ihrer Gynäkologin, Ihrer Hebamme oder Ihrem Sportmediziner!

Ein Korsett aus Muskeln

Die CANTIENICA®-Methode unterstützt Sie in Ihrer Bewegungsfreude: Die konsequente Aufspannung des Skelettes und die Vernetzung der gesamten Tiefenmuskulatur des Körpers macht Sie widerstandsfähig und schützt Sie nachhaltig vor Sportverletzungen von Muskeln, Sehnen, Bändern, Gelenken und Knochen. Das Ganzkörperkorsett aus Muskeln schützt das Baby weit gehend vor allzu großen Erschütterungen. Sie können gefahrlos zwei- bis fünfmal pro Woche andere aerobe Sanft-Trainings absolvieren. Gestalten Sie Ihr individuelles Fitnessprogramm so, dass es in Ihren Alltag passt und vor allem auch Spaß macht.

Walken und spazieren gehen

Beide sind sicher, schonend und effektiv. Sie regen Puls und Kreislauf an, ohne den Organismus zu überlasten. Und das Baby in Ihrem Bauch genießt das rhythmische Schaukeln. Trainieren Sie dreimal in der Woche jeweils 60 bis 90 Minuten. Ein leichtes Intervalltraining bringt Abwechslung: Zehn Minuten aufwärmen und zehn Minuten so schnell gehen, wie es mit geschlossenem Mund und Nasenatmung möglich ist, wieder zehn Minuten in gemütlichem Tempo, anschließend zehn Minuten beschleunigen. Nordic-Walking ist der Trend beim Walken. Durch den Einsatz der Stöcke werden Oberkörper und Arme ganz gezielt trainiert. Das macht den Bewegungsablauf doppelt so effektiv wie beim normalen Walken. Wirbelsäule und Gelenke werden entlastet. Muskelverspannungen im Schulter-Nacken-Bereich können gelöst werden.

Schwimmen und Wassergymnastik

Für eine Schwangere und das Kind ist Wasser das perfekte Medium – bei einer Temperatur von 20 bis 35 Grad. Achten Sie beim Schwimmen auf die Haltung, indem Sie die Aufspannung der Wirbelsäule und die Aktivierung der Beckenbodenmuskulatur so einsetzen, wie Sie es mit den CANTIENICA®-Workouts lernen. Das schützt das Becken, den Rücken und den Nacken vor *Lordose* (Krümmung in die falsche Richtung).

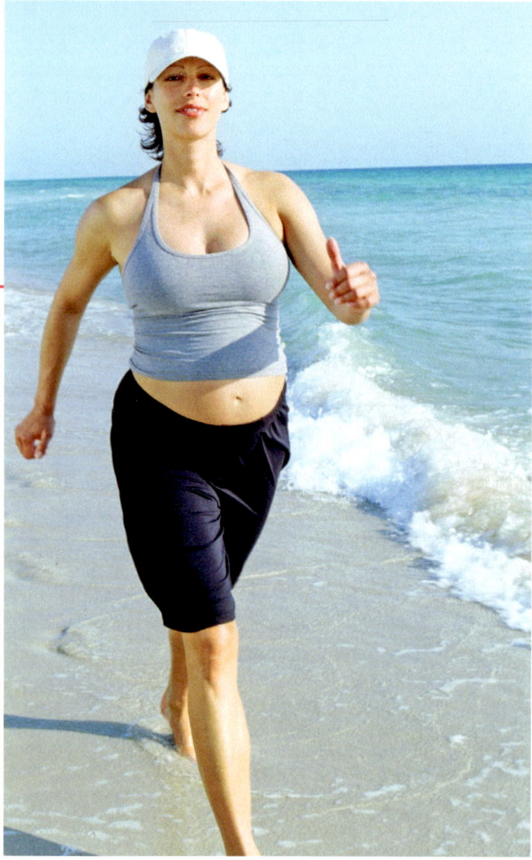

Walking statt Laufen: Setzen Sie in der Schwangerschaft auf sanfte Ausdauersportarten.

Aquagymnastik wird in speziellen Kursen angeboten. Die Geräte wie Hanteln, Paddel oder Schwimmbretter können Sie gegen eine geringe Gebühr ausleihen oder mieten.

Yoga & Co.

Die CANTIENICA®-Workouts vereinen den Nutzen vieler Methoden wie Yoga, Qi Gong oder Pilates in einem, und Sie können die anatomischen Prinzipien in alle Bewegungsformen übertragen. Achten Sie auf die aufgespannte Haltung, setzen Sie die Tiefenmuskulatur ein und nutzen Sie Ihre Virtuosität beim Einsatz des Beckenbodens.

Bei einigen asiatischen Stilrichtungen werden die Gelenke gegen die gesunde Anatomie benutzt, zum Beispiel die Füße nach innen verdreht, das Becken nach vorn oder hinten gekippt. Sie spüren sofort, was Ihnen gut tut und was nicht.

Rad fahren

Sie fahren gern Rad, weil Ihr Gewicht getragen wird? Wenn Sie die Möglichkeit haben, relativ eben und mit stabilem Puls zu radeln, so ist das ein perfekter Schwangerschaftssport. In hügeligem Gelände steigt die Sturzgefahr, satteln Sie lieber auf ein Fahrrad-Ergometer um: 20 bis 60 Minuten. Intervalltraining bei 130 bis 140 Pulsschlägen pro Minute ist für Sie und das Kind okay.

Riskante Sportarten

Holen Sie den Rat Ihres Arztes oder Ihrer Hebamme ein, bevor Sie etwas riskieren! Entscheidend ist Ihre Form, wie fit Sie sind oder wie gut Sie die Signale Ihres Körpers verstehen. Untrainierte Schwangere sollten nicht mit Sportarten wie Tennis, Squash, Volleyball oder Aerobics beginnen. Das gilt auch für Krafttraining und Joggen. Nicht zu empfehlen, da risikoreich, sind zum Beispiel Skifahren, Mountainbiking, Tauchen, Skaten, Bergsteigen, Snowboarden, Kickboxen, Gleitschirmfliegen, Fallschirmspringen, Kitesurfen, Boogie-Boarden und Co.

Risikofaktoren

Auf anstrengende Sportarten bei folgenden Beschwerden verzichten

- Blutarmut, Herz- oder Lungenerkrankung, Schwäche des Muttermundes, frühzeitige Wehen (auch während früherer Schwangerschaften!), Blutungen im zweiten und/oder dritten Trimenon
- Schwangerschaftsbedingter Bluthochdruck, Herzrhythmusstörungen, Schilddrüsenerkrankung, Fettsucht oder Untergewicht
- Wachstumsstörungen des Kindes

Bei folgenden Warnsignalen den Arzt oder die Hebamme konsultieren

- Extreme Kurzatmigkeit, Erschöpfung nach sportlicher Aktivität, Muskelschwäche, Wadenschmerzen, -krämpfe oder -schwellungen
- Kopfschmerzen, Brustschmerzen
- Abnahme der kindlichen Bewegungen
- Vorzeitige Wehen und/oder Verlust von Fruchtwasser

Brechen Sie das Training sofort ab, wenn ...

- Sie sich unwohl fühlen, Schmerzen auftreten, Ihnen schwindelig oder übel ist.
- Blutungen einsetzen (sofort zum Arzt oder ins Krankenhaus).

Treiben Sie keinen Sport, wenn ...

- eine Risikoschwangerschaft oder eine Mehrlingsschwangerschaft diagnostiziert wurde.
- Sie in früheren Schwangerschaften Probleme hatten.
- Sie krank sind, Ihnen Ihr Arzt und Ihre Hebamme davon abrät.

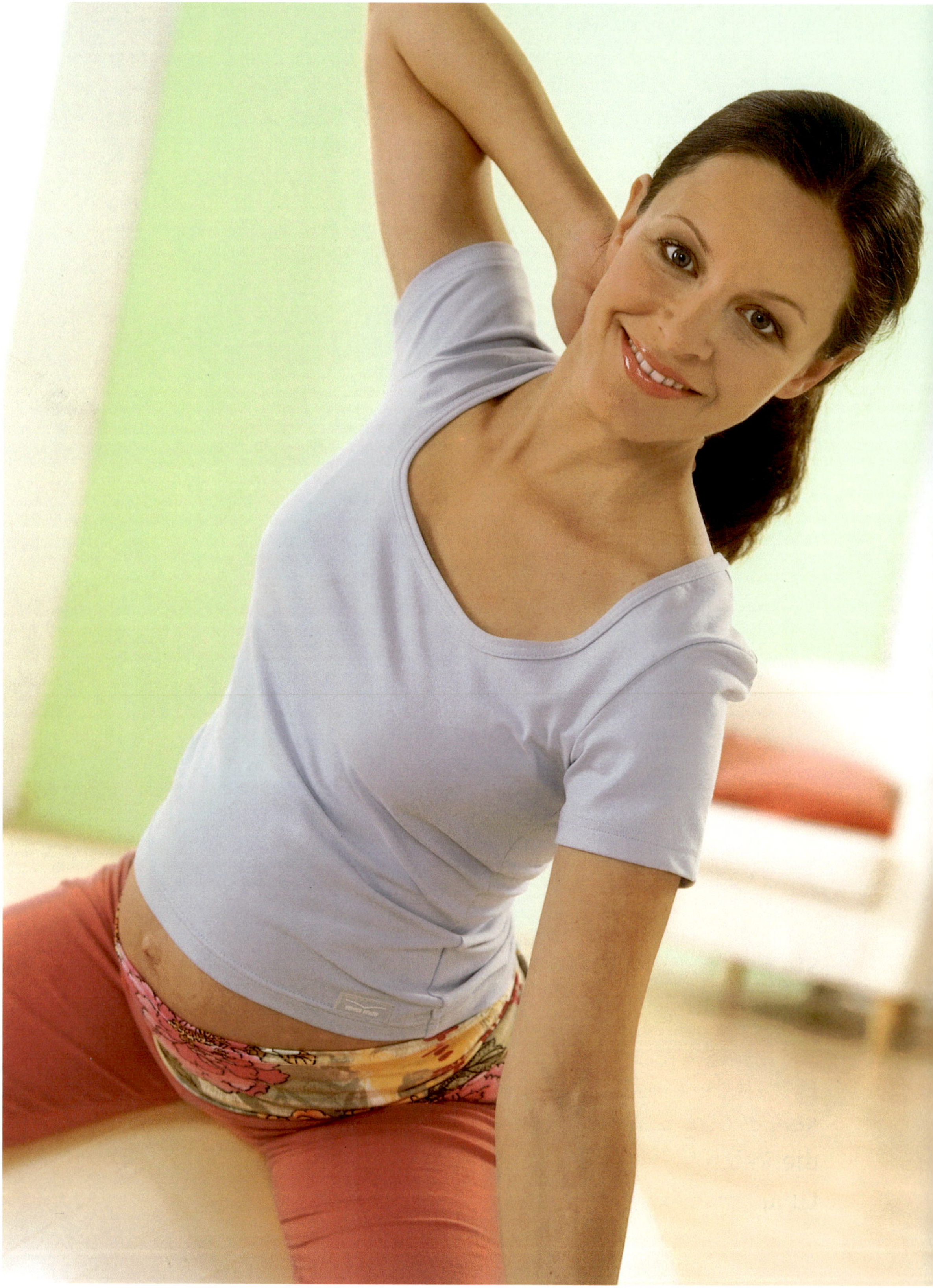

Schwangerschaft und Geburt

Sie haben mindestens zwei gute Gründe, Ihren Körper in den kommenden Monaten so gut zu behandeln, wie es nur geht: sich selbst und das heranwachsende Kind. Aufrechte Haltung und Geschmeidigkeit bringen Leichtigkeit in Ihre Schwangerschaft. Gezielte Kraft erleichtert die Geburt. Ihre Achtsamkeit überträgt sich auf die Haltung und die Bewegungsnatur Ihres Babys.

Das erste Trimenon
1. bis 13. Woche

Der Embryo nistet sich in der Gebärmutter ein. Die Hormone sind im Ausnahmezustand. Der Stoffwechsel verändert sich, Haut und Muskeln werden weicher. Das Fitnesstraining für das erste Trimenon verleiht Ihnen Haltung, Kraft und eine Extraportion Selbstvertrauen.

Äußerlich ist zwar noch wenig zu sehen, Ihr Körper leistet indes schon Schwerarbeit. Setzen Sie sich jetzt selbst auf Ihrer Prioritätenliste ganz nach oben. An 5 Wochentagen 30 Minuten für das CANTIENICA®-Kompaktworkout im ersten Trimenon plus möglichst jeden Tag 30 Minuten an der frischen Luft – walken, schwimmen oder Rad fahren in gemäßigtem Tempo – kurbeln Herz und Kreislauf an und unterstützen den Stoffwechsel, der buchstäblich für zwei arbeitet. Aerobes Training reguliert die Gewichtszunahme und den Blutzucker und beugt so der Entstehung des gefürchteten »Schwangerschaftszuckers« (*Diabetes mellitus*) vor.

Info

Die Abschnitte einer Schwangerschaft werden Trimenon (oder Trimester) genannt: 1. Trimenon: von der Empfängnis bis zur 13. Woche; 2. Trimenon: von der 14. bis zur 26. Woche; 3. Trimenon: von der 27. bis zur 40. Woche.

Wirbelsäulenatmung

Setzen Sie sich für die Vertikalatmung mit gekreuzten Beinen auf ein Meditationskissen, das erleichtert die Hüftdehnung. Wenn Ihre Hüften noch sehr steif sind und im Schneidersitz sperren, können Sie die Knie mit Kissen unterlegen. (Die Betonung liegt auf »noch«; die Hüften werden durch das CANTIENICA®-Training weich wie Butter.)

• Phase 1

Auf den Sitzbeinhöckern ausrichten und den Beckenboden aktivieren. Verlängern Sie das Kreuzbein nach unten und dehnen Sie den Scheitelpunkt zur Decke. Den Bauchnabel zart zum Brustbein hochziehen und in dieser Aufspannung entspannen.

• Phase 2

Die Hände liegen entspannt auf den Oberschenkeln. Die Ellbogen schwer nach unten senken und gleichzeitig auseinander dehnen. Das holt die Schultern an den richtigen Platz. Der Mund ist leicht offen. Ziehen Sie die Zungenwurzel nach hinten oben an den

Gaumen. Stellen Sie sich vor, dass Ihr Scheitelpunkt an einem goldenen Faden hängt und eine unsichtbare Hand Sie bei jedem Atemzug ein bisschen höher zieht.

- **Phase 3**

Beim Einatmen ziehen Sie die Sitzbeinhöcker näher zueinander. Den Atem durch die Wirbelsäule nach oben führen und – in Ihrer Vorstellung – durch den Scheitelpunkt ausatmen und beim Atmen wachsen. Achten Sie darauf, dass Sie beim Ausatmen nicht kleiner, sondern im Gegenteil größer werden.

- **Phase 4**

Jeder Atemzug macht Sie länger und leichter. Je größer und aufgespannter Sie während des Atmens sind, desto mehr kann sich Ihr Zwerchfell ausdehnen und aufspannen: im Durchmesser, wie ein Regenschirm. Außerdem sind die Bänder gespannt, durch die Ihre Gebärmutter am Becken fixiert ist. Das Kind schwingt in der Fruchtblase mit, fast wie in einer Hängematte. Sobald Sie sich klein machen, schief sitzen, stehen oder gehen, verliert sich dieses köstliche Wiegen in der Mutterschaukel.

- **Phase 5**

Bleiben Sie zehn Minuten lang in der Position. Anfangs wird es Ihnen schwer fallen, die ganze Zeit vollkommen aufgespannt zu sitzen. Entspannen Sie sich zwischendurch so oft wie nötig und runden Sie dazu den Rücken ein. Drehen und wenden Sie sich und strecken Sie die Beine. Dann bauen Sie die Position wieder neu auf.

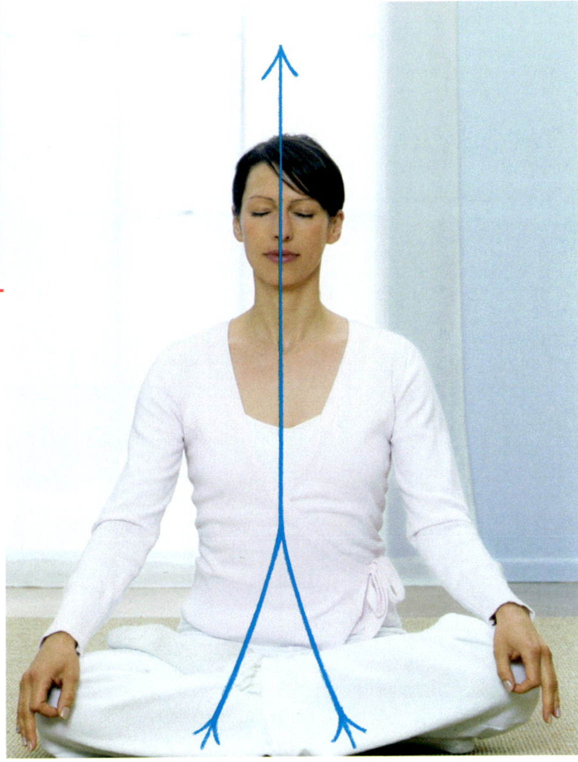

Sie führen jeden Atemzug durch die Wirbelsäule nach oben. Das macht Sie länger und leichter.

Wichtig zu wissen

Wenn Sie herkömmliche Atemtechniken gelernt haben, ist diese Vertikalatmung recht ungewohnt. Erforschen Sie selbst die Unterschiede und nehmen Sie wahr, was sich in Ihrem Körper verändert.
Wird beim Einatmen der Beckenboden geöffnet, so senkt sich das Zwerchfell und drückt die Organe nach unten. Für die Geburt ist es großartig, wenn Sie den Beckenboden auch beim Einatmen vollständig lösen können, Sie werden das in vielen Positionen auch bewusst üben.

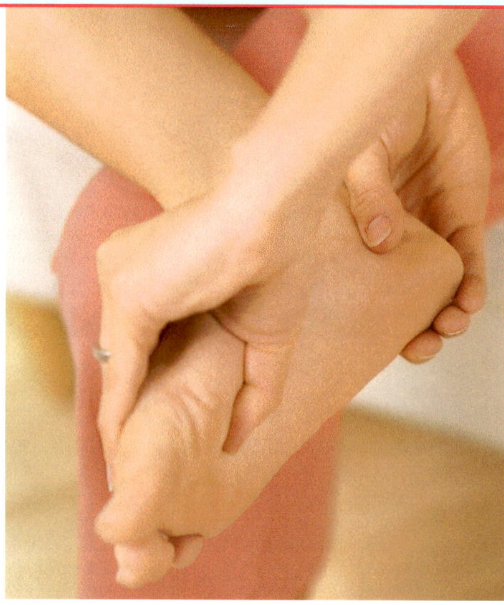

Erkunden Sie die Struktur Ihrer Füße mit verwöhnenden, sanften Massagestrichen.

Im Alltag ist die Vertikalatmung während der Schwangerschaft sinnvoll. Das Zwerchfell dehnt sich im Durchmesser aus, hält die Rippen geschmeidig, übt keinerlei Druck auf die Organe aus, stärkt den Beckenboden, kräftigt die seitliche Bauchmuskulatur, mit dem Effekt, dass Sie Inkontinenz während und nach der Schwangerschaft verhindern.

Hand und Fuß

In der siebten Schwangerschaftswoche wachsen innerhalb weniger Stunden Abstand erst die Hände und dann die Füße direkt aus der Wirbelsäule – wie kleine Knospen an einem saftigen, jungen Ast.

- **Phase 1**

Setzen Sie sich bequem aufrecht hin. Legen Sie den rechten Fuß auf den linken Oberschenkel. Die rechte Hand stabilisiert das Fersenbein, mit der linken Hand erkunden Sie die Strukturen des Fußes. Massieren Sie das Längsgewölbe in regelmäßigen, bestimmten Strichen (Foto links).

- **Phase 2**

Streichen Sie von der Ferse diagonal zum Großzehengrundgelenk und von der Ferse zum Kleinzehengrundgelenk.

- **Phase 3**

Halten Sie das Quergewölbe mit beiden Händen so, dass die Daumen sich in der Mitte, hinter dem Ballen des mittleren Zehs, treffen. Streichen Sie das Quergewölbe aus: an der Oberseite des Fußes und an der Unterseite. Den anderen Fuß genauso verwöhnen.

- **Phase 4**

Jetzt stellen Sie beide Füße hüftweit auseinander auf den Boden. Rücken Sie die Fersen so nahe aneinander, dass sie ein ganz leichtes »V« bilden. Die Knie stehen genau über der Ferse – ebenfalls hüftweit auseinander. Zur Unterstützung setzen Sie wenn nötig einen Luftballon zwischen die Knie.

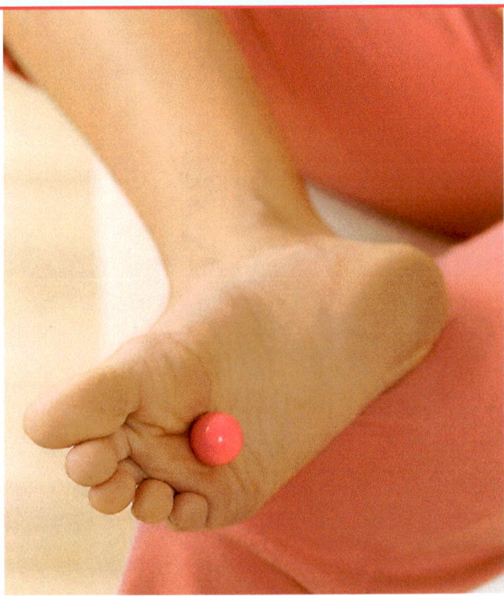

Nehmen Sie die Murmel mit der »Delle« hinter dem Grundgelenk auf und nicht (!) mit den Zehen.

- **Phase 5**

Jetzt atmen Sie in Ihrer Vorstellung durch das Großzehengrundgelenk ein und durch die Ferse aus; erst einzeln mit jedem Fuß, dann gleichzeitig mit beiden. Danach durch das Kleinzehengrundgelenk einatmen und durch die Ferse ausatmen.
Nehmen Sie wahr, was passiert. Wölbt sich der Fuß? Richtet sich das Gewölbe auf? Bewegt sich das Fersenbein? Reagiert das Sprunggelenk? Spüren Sie die Knie? Die Hüftgelenke? Den Beckenboden? Wird das Kreuz länger und leichter?
Nehmen Sie einfach wahr und lassen Sie zu, was kommt. Denn alles ist gut.

- **Phase 6**

Zum Abschluss eine Powerübung für das Quergewölbe: Setzen Sie sich aufrecht hin und legen Sie eine Glasmurmel auf den Boden. Heben Sie die Murmel mit dem Fuß auf, und zwar mit der Delle hinter dem Grundgelenk des mittleren Zehs, wo sich meist ein kleiner, runder Hornhautfleck bildet. Der Beckenboden stabilisiert Becken und Oberkörper. Bleiben Sie ganz gerade und aufgespannt. Die Hände liegen locker auf den Oberschenkeln. Dann den Fuß wechseln (Foto rechts).

Das erste Trimenon – so üben Sie richtig

→ **Häufigkeit**
3- bis 5-mal pro Woche. Wer mehr machen möchte, kann 2-mal pro Woche die Übungen des Grundprogramms anfügen.

→ **Dauer**
Die folgenden 8 Übungen dauern etwa 20 Minuten.

→ **Ausdauertraining**
2-mal pro Woche trainieren, mindestens 45 Minuten Walken, Radfahren oder Schwimmen mit maximal 140 Pulsschlägen pro Minute.

Fliegender Rücken

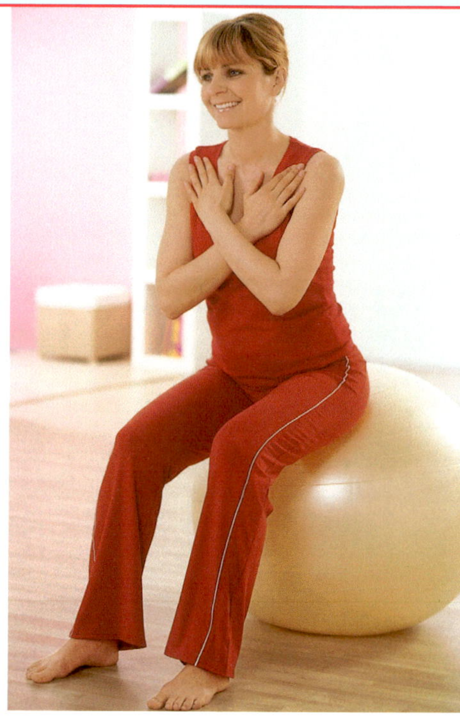

- Setzen Sie sich auf einen Gymnastikball und richten Sie sich auf den Sitzbeinhöckern aus. Wichtig ist, dass die Füße gut verankert sind und die Knie genau über den Fersen stehen. Die Wirbelsäule gut aufspannen. Den Scheitelpunkt nach oben dehnen, Scham- und Steißbein in den Ball fließen lassen. Die Arme vor der Brust kreuzen.

- **Phase 1**

Sitzbeinhöcker nach hinten »rollen«, dann nach vorn, wieder nach hinten ... Der Beckenboden steuert die Bewegung. 20-mal.

- **Phase 2**

Den rechten Sitzbeinhöcker nach hinten ziehen, dann den linken, wieder den rechten ... Der Torso bleibt aufgespannt, der Scheitelpunkt thront direkt über dem Damm. 20-mal.

→ So üben Sie korrekt

Die Bewegungen kommen aus dem Beckenboden, niemals aus dem Kreuz!

→ Was diese Übung bewirkt

Die Strukturen des Beckens wahrnehmen und unterscheiden lernen. Becken und Gelenke geschmeidig machen. Die Beckenbodenmuskulatur »bewegt« vernetzen.

→ Gut zu wissen

Die Prinzipien gelten auch in der Bewegung: Geschmeidigkeit und Stabilität sowie Aufspannung und Entspannung.

- **Phase 3**

Füße und Beine hüftweit ausrichten. Die Fersen in den Boden schieben. Die Sitzbeinhöcker nach vorn rollen, zurück in die Mitte, nach hinten, in die Mitte, nach vorne ...

- **Phase 4**

Aufrecht sitzen, die Sitzbeinhöcker näher zueinander holen und hinten mit dem Kreuzbein verbinden. Beckenboden lösen, wieder aktivieren wie beschrieben. 20-mal.

- **Phase 5**

Den Oberkörper pfeilgerade vorbeugen. Die Hände auf Schulterhöhe verschränken. Aus dem Beckenboden den Rumpf auf und ab »klappen« wie einen Buchdeckel. 20-mal.

Happy Twist

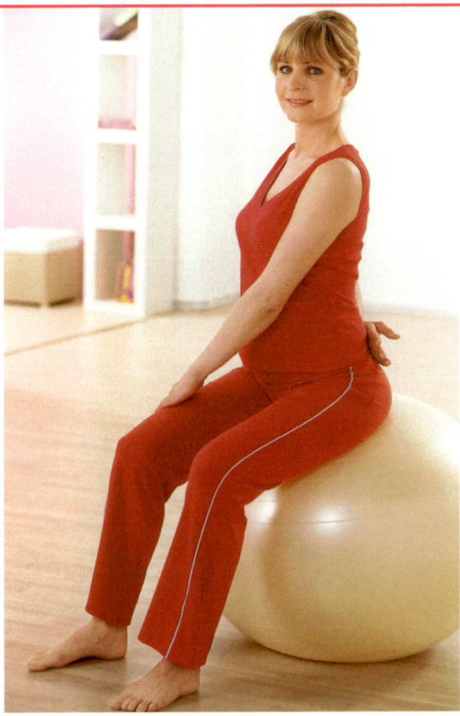

- Die Sitzbeinhöcker erst in den Ball senken und danach zusammenschieben. Verlängern Sie Scham- und Steißbein nach unten und dehnen Sie den Scheitelpunkt in die Gegenrichtung. Den Bauchnabel zum Brustbein und den Beckenboden am Rücken bis zum Kreuzbein hochziehen. Dieses Prinzip von Zug und Gegenzug verwebt Ihre Tiefenmuskulatur optimal, schenkt Ihnen für Ihren Einsatz Kraft und Geschmeidigkeit zurück.

- Die Arme seitlich auf Schulterhöhe ausstrecken und die Finger so auseinander ziehen, dass sich Ihre Schultern spürbar und sichtbar senken. Die Hände auf die Oberschenkel legen.

- Stellen Sie sich jetzt mitten in Ihrem Brustbein ein Drehscharnier vor. Drehen Sie den Oberkörper von diesem Punkt aus nach rechts, die linke Hand außen an den rechten Oberschenkel legen.

- Den Torso noch mehr in die Drehung ziehen und gleichzeitig den Kopf nach links drehen. Einen Atemzug lang halten, dann zurück in die Mitte und die Bewegung nach links wiederholen. Auf jeder Seite mindestens drei-, besser zehnmal wiederholen.

→ So üben Sie korrekt
Der Kopf schaut gerade nach vorn oder, wenn Sie sehr beweglich sind, überkreuz über die Schultern, also über die rechte Schulter, wenn Sie nach links drehen. Der Hals ist lang und faltenfrei, Kopf und Hals stehen im rechten Winkel.

→ Was diese Übung bewirkt
Die autochthone Rückenmuskulatur kräftigen. Brustwirbelsäule beweglich machen. Haltungsschäden (Hohlkreuz, Flachrücken, Rundrücken, Beckenschiefstand) vorbeugen oder kurieren.

→ Gut zu wissen
Wenn Sie die Möglichkeit haben, vor einem Spiegel zu arbeiten, kontrollieren Sie die Mittelachse: Der Scheitelpunkt sitzt in jeder Phase exakt über dem Damm.

Powerwalk

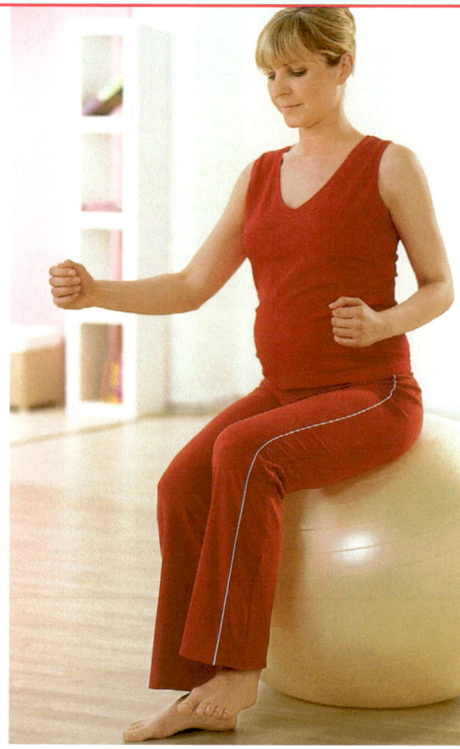

- Direkt aus der Übung »Happy Twist« (Seite 57) weitermachen.

- **Phase 1**

Schieben Sie abwechselnd die Fersen in den Boden, ohne Ihre Position im Geringsten zu verändern. 20-mal.

- **Phase 2**

Schieben Sie die Sitzbeinhöcker abwechselnd tiefer in den Ball, ohne mit dem Oberkörper mitzuarbeiten. Die Bewegung entsteht im Becken. 20-mal.

- **Phase 3**

Jetzt erst die eine Ferse in den Boden schieben und den Fuß sofort einige Zentimeter vom Boden heben, dann mit der anderen Ferse genauso arbeiten: links, rechts, links, rechts ... Ist das sehr wackelig? Dann genügen jetzt vier Versuche. Es funktioniert, wenn Ihr Oberkörper solide verankert ist. 20-mal wiederholen.

- **Phase 4**

Jetzt winkeln Sie die Arme seitlich locker an. Die Ellbogen ziehen schwer nach unten, bis die Schultern tief und weit sind. Wiederholen Sie nun Phase 3 mit Unterstützung der Arme: Wenn sich der linke Fuß hebt, dreht sich die Brustwirbelsäule zart nach links mit und bewegt den rechten Arm nach vorn; und umgekehrt, wenn Sie den rechten Fuß anheben.

→ So üben Sie korrekt

Der Oberkörper ist die ganze Zeit aufgespannt, schaukelt nicht hin und her. Der Scheitelpunkt steht exakt über dem Damm.

→ Was diese Übung bewirkt

Den anatomisch perfekten Gang behutsam erlernen. Die Gelenke befreien und vernetzt in den Tiefenmuskeln befestigen.

→ Gut zu wissen

Es lohnt sich, der Position von Scheitel bis Sohle Aufmerksamkeit zu schenken. So verändert sich Ihre Haltung schnell und nachhaltig. Sie können die Übung tagsüber als Energiespender durchführen.

Rückenlang diagonal

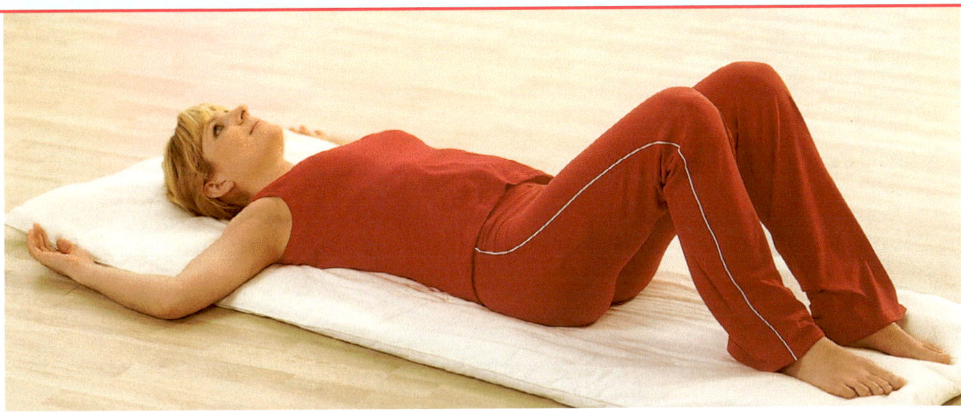

- Legen Sie sich auf eine Decke oder Gymnastikmatte. Falls Ihr Kopf nach hinten fällt, unterlegen Sie ihn mit einem leicht gefüllten Luftballon oder zwei Taschenbüchern.

- Beine anwinkeln, Füße und Knie hüftweit auseinander. Die Sitzbeinhöcker erst Richtung Boden führen, dann zusammenziehen. Sitzbeinhöcker Richtung Fersen dehnen, den Scheitelpunkt in die Gegenrichtung ziehen, bis die Wirbelsäule lang und leicht aufliegt. Fünfmal wiederholen.

• Phase 1

Die Arme in U-Form anwinkeln. Die Ellbogen auseinander ziehen und die Schultern entspannen. Den Beckenboden lösen. Beim Einatmen den rechten Sitzbeinhöcker zur Mitte ziehen, den Atem in Ihrer Vorstellung zur linken Schulter leiten und beim Ausatmen diese Schulter in die Unterlage fließen lassen.

• Phase 2

Nun die Seite wechseln: Den linken Sitzbeinhöcker mit dem Einatmen anziehen, den Atem zur rechten Schulter lenken, ausatmen, entspannen. Beide Seiten fünfmal wiederholen.

→ So üben Sie korrekt

Das Gesäß (die äußeren Pomuskeln) bleibt entspannt. Die darunter liegenden Hüftmuskeln machen die Arbeit zusammen mit dem Beckenboden.

→ Was diese Übung bewirkt

Die Grundaufspannung anatomisch richtig vernetzen. In Rückenlage haben Sie Führung und können wahrnehmen, wo Ihr Rücken verspannt ist. Das wachsende Gewicht des Kindes belastet die Bauchschlagader (Vena Cava) in dieser Aufspannung in Rückenlage weniger. Der Kreislauf bleibt stabil.

→ Gut zu wissen

Wenn Sie das Gefühl haben, Sie schweben über dem Boden, so ist es genau richtig. – Bravo! Die Diagonalatmung wirkt übrigens bei Wirbelsäulenverkrümmung und Beckenschiefstand wahre Wunder.

Fersenstoßen

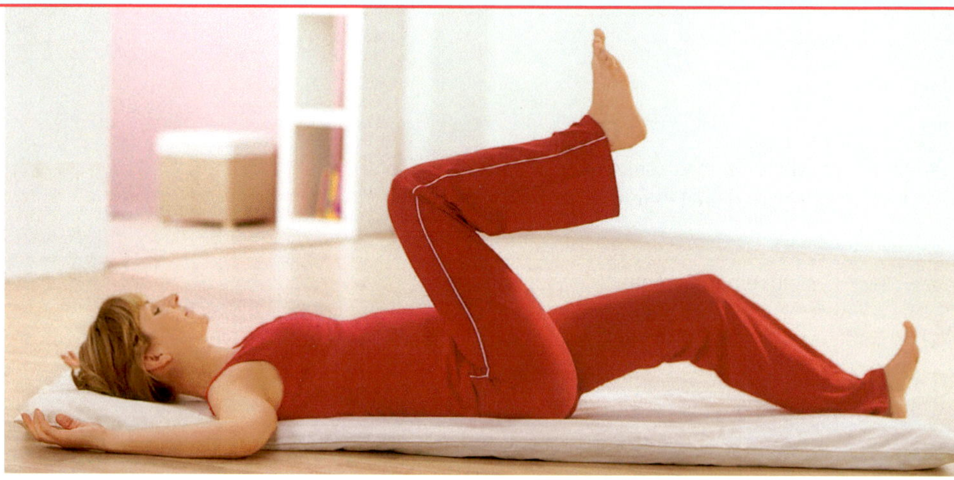

→ So üben Sie korrekt

Sie spüren den Beckenboden nicht? Wahrscheinlich wenden Sie zu viel Kraft auf, schieben die Ferse nach vorn oder ziehen sie zum Körper. Vielleicht spannen Sie auch mehr Muskeln an als notwendig.

→ Was diese Übung bewirkt

Die Vernetzung der gesamten Beinmuskulatur mit dem Powerbecken. Die Wahrnehmung, wie wenig Kraft und Aufwand Sie dafür benötigen.

→ Gut zu wissen

Wer die Übung mit der Ferse am Boden nicht schafft, kann einen Ballon unter die Ferse legen. Das macht im ersten Moment instabil, mobilisiert indes sofort die Tiefenmuskeln, und Sie können den Fersendruck leichter steuern.

- Rückenlage wie in »Rückenlang diagonal« (Seite 59). Das rechte Bein zum Körper ziehen oder bequem auf einen Gymnastikball legen. Achtung: Das Becken bleibt stabil und parallel, die rechte Hüfte liegt auf!

- Das linke Bein nicht ganz ausstrecken, sondern zwischen Kniekehle und Boden einen Abstand von etwa 20 Zentimetern lassen. Stellen Sie die Ferse auf, Fuß flex, die Zehen entspannt.

- Jetzt die linke Ferse mit sanftem Druck vertikal in den Boden pressen, dann lösen, wieder pressen, lösen ... Wenn Sie deutlich spüren, dass die Muskeln am ganzen Bein vernetzt mitmachen und der linke Anteil des Beckenbodens sich automatisch anspannt, so machen Sie die Bewegung perfekt. 20-mal wiederholen und danach die Seite wechseln.

- Der vordere Oberschenkel ist entspannt. Die ganze Kraft kommt aus dem hinteren Oberschenkel, dem Beckenboden und der Hüftmuskulatur.

Unterbauchkraft

- Bauen Sie wieder die Rückenlage auf, wie es in »Rückenlang diagonal« (Seite 59) beschrieben ist.

- Beide Beine auf einen Gymnastikball legen und die Fersen aufstellen (Foto oben). Die Knie stehen exakt über den Hüften. Wenn das am Anfang zu anstrengend ist, haben Sie die Option, den Ball näher zum Körper ziehen.

- Den Bauchnabel zart zum Brustbein hochziehen. Die Hände auf die Beckenknochen legen, um sie zu stabilisieren.

- Ziehen Sie die Sitzbeinhöcker zueinander. Mit voll aktiviertem Beckenboden den Ball mit den Fersen vorschieben und wieder zurückziehen (Foto unten). Machen Sie die Bewegung anfangs lieber nur ganz klein, damit Sie spüren, wie der Beckenboden die Beine steuert. Mit wachsender Sicherheit können Sie die Bewegungen größer machen. Mit sechs Wiederholungen anfangen. Steigern Sie sich auf 20-mal.

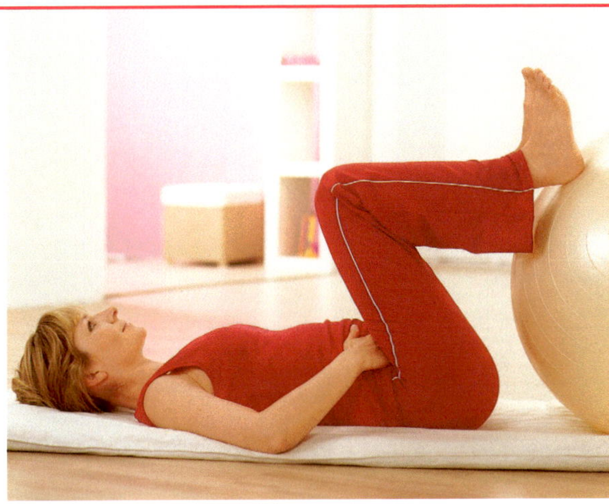

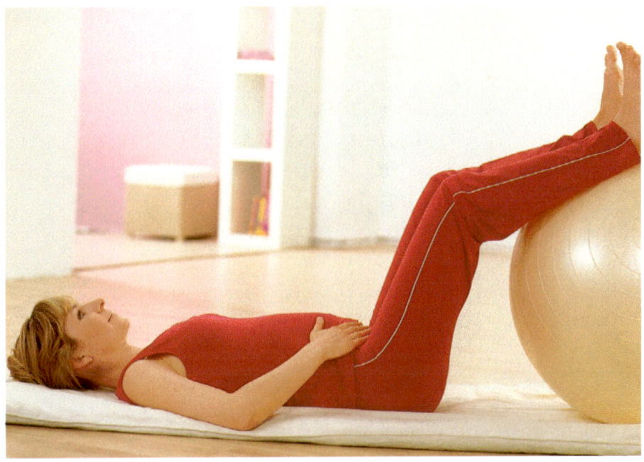

→ So üben Sie korrekt
Das Schambein steht nicht hoch, sondern auf gleicher Höhe wie die Hüftknochen. Sobald es höher ist, haben Sie das Becken gekippt.

→ Was diese Übung bewirkt
Vernetzung der Beckenbodenmuskulatur mit dem Unterbauch. Das ergibt eine stabile Halterung für den wachsenden Bauch und verhindert Hohlkreuzbildung.

→ Gut zu wissen
Der Bauch ist während der Übung flach und gedehnt. Die Bauchdecke ist entspannt, fast weich.

Das Powerbecken

- Legen Sie einen Gymnastikball gegen eine Wand. Nehmen Sie die Seitenlage so vor dem Ball ein, dass er Sie im Rücken stützt.

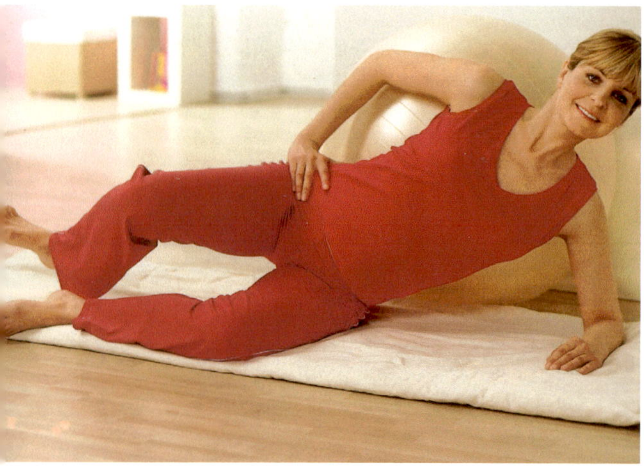

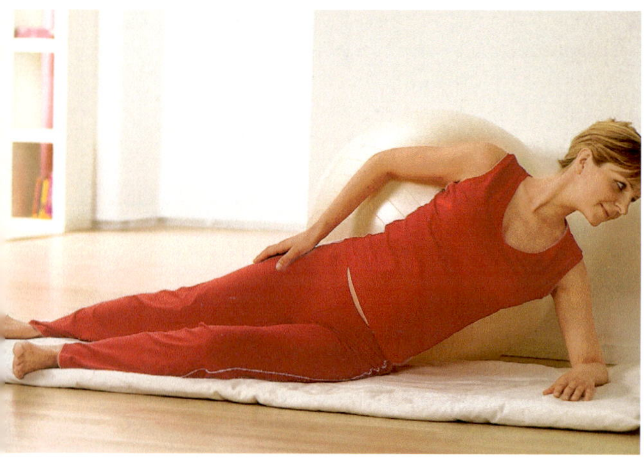

- Die Beine sind vor dem Körper angewinkelt, Ober- und Unterschenkel bilden einen rechten Winkel.

- Stützen Sie sich auf dem Unterarm auf und senken Sie die Schultern nach außen unten. Den Scheitelpunkt lang ziehen, Scham- und Steißbein dehnen Sie in die Gegenrichtung. Die Hüftknochen stehen vertikal übereinander, ebenso die Schultergelenke.

- **Phase 1**

Die Sitzbeinhöcker zusammenziehen und vertikal einatmen, »Wirbelsäulenatmung« (Seite 52), beim Ausatmen lösen. Insgesamt fünfmal wiederholen.

- **Phase 2**

Das obere Bein anheben, bis die Knie etwa hüftweit auseinander stehen, die Fersen berühren sich beinahe. Füße flex (Foto links oben). Nun mit dem Beckenboden pulsieren: voll anspannen, nicht ganz lösen, voll anspannen, nicht ganz lösen ... Sie spüren, wie sich das angehobene Bein wie von Marionettenhand bewegt: Der Oberschenkel dreht sich leicht nach außen, alle Muskeln arbeiten vernetzt. Mit 10 Pulsen anfangen, dann auf 25 steigern.

- Wenn das Heben des Beines schwer fällt oder Sie Arthrose im Hüftgelenk haben: Unterlegen Sie das Knie mit einem Kissen oder einem leicht aufgepusteten Luftballon, bis die Muskeln stark genug sind.

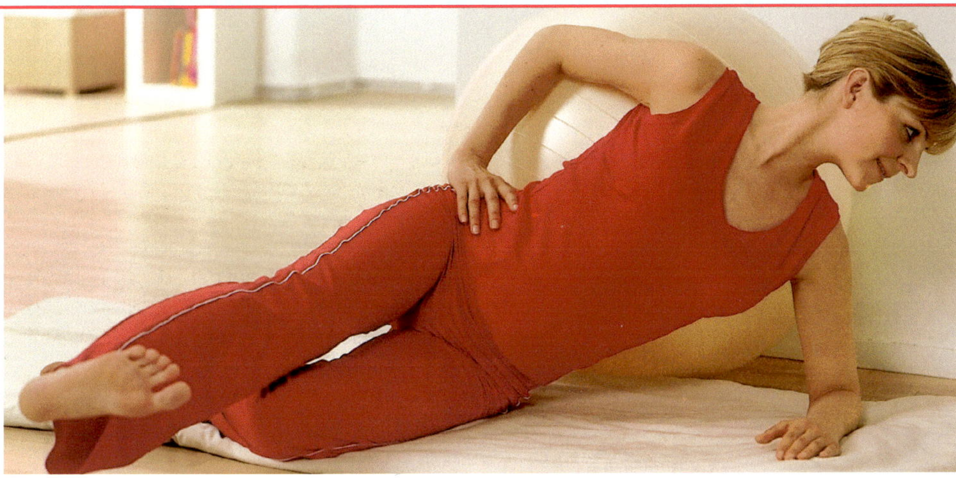

Phase 3

Das obere Bein gerade nach unten ausstrecken, die Hüften stehen vertikal übereinander. Die Ferse so lang ziehen, bis sich das gestreckte Bein zehn Zentimeter länger anfühlt (Foto links unten). Das Bein leicht anheben und mit dem Beckenboden pulsieren, wie unter Phase 2 beschrieben. Mit fünf Wiederholungen anfangen. Steigern Sie sich auf 20-mal.

Phase 4

Das obere Bein nach vorn im rechten Winkel zum Körper ausstrecken. Fuß flex, das Becken stabil am Ball (Foto oben). Der aktivierte Beckenboden bewirkt eine Außenrotation: Die Ferse steht tiefer als der große Zeh. Zur Stabilisierung dieser anstrengenden Position drehen Sie den Kopf zur Schulter und richten die Schultern möglichst vertikal übereinander aus. Mit dem Beckenboden pulsieren. Mit 10-mal beginnen, auf 30-mal steigern.

→ **So üben Sie korrekt**

Den Beckenboden nicht schnellen lassen, sondern aktiv und kontrolliert anspannen und danach stufenlos lösen, wieder voll anspannen, lösen ... Die Fersen stehen jederzeit tiefer als die Zehen.

→ **Was diese Übung bewirkt**

Die Muskulatur zum Powerbecken vernetzen. Den unteren Rücken entlasten und dehnen. Und nebenbei ist die Übung großartig gegen »Reiterhosen« und ein schnelles »Po-Lifting«.

→ **Gut zu wissen**

Fehlt die Kraft für die Aufspannung vom Scheitel bis zur Sohle? Dann hören Sie auf, sobald Sie die Position nicht mehr sauber halten können. Nachlässig üben oder verbissen durchhalten bringt nichts.

Tripp-Trapp

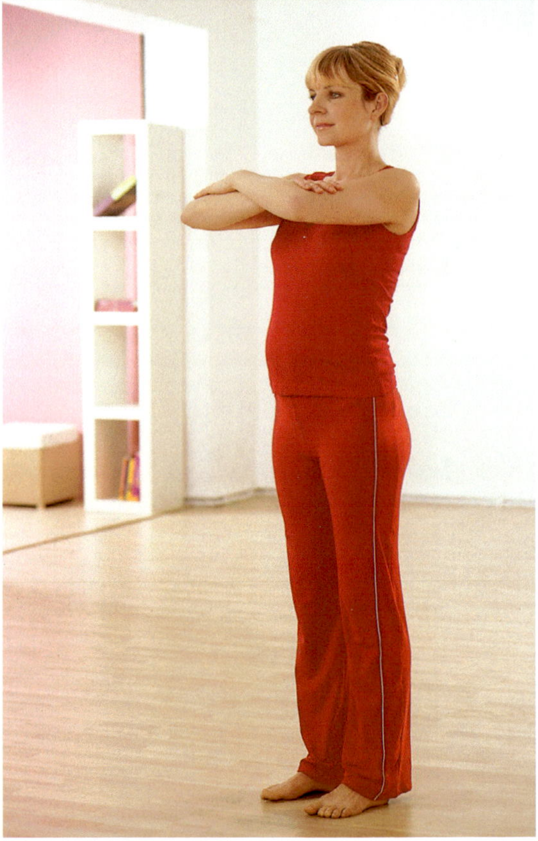

- Sie stehen mit den Füßen hüftweit auseinander, die Knie sind entspannt. Den Scheitelpunkt zur Decke dehnen, Scham- und Steißbein nach unten. Ziehen Sie auch die Taille lang. Die Sitzbeinhöcker zart zueinander ziehen, um den Beckenboden zu aktivieren.

- Winkeln Sie die Arme auf Schulterhöhe an und setzen Sie die Schultern entspannt nach außen unten (Foto links).

- **Phase 1**

Auf der Stelle gehen: Tripp-Trapp, Tripp-Trapp aus dem Beckenboden, links, rechts, links, rechts ... Die Wirbelsäule bleibt immer aufgespannt, das entlastet die Beine.

- Achten Sie auf die Füße: mit runden Bewegungen von der Ferse direkt zum Großzehengrundgelenk abrollen. Die Knie bleiben immer gerade über dem Mittelfuß. Drei Minuten lang locker auf der Stelle tripp-trappen.

- **Phase 2**

Die Arme schwingen locker und gegengleich mit wie in der Übung »Powerwalk« (Seite 58) beschrieben.

→ **So üben Sie korrekt**
Die Füße stabil halten, weder nach außen noch nach innen knicken. Knie immer gerade über dem Mittelfuß ausrichten (Foto links).

→ **Was diese Übung bewirkt**
Die Vernetzung der gesamten Tiefenmuskulatur und die vertikale Aufspannung im Alltag einsetzen und in die täglichen Bewegungen einbauen lernen.

→ **Gut zu wissen**
Es passiert oft, dass sich der Beckenboden bei den ersten paar Versuchen schnell wieder entzieht, dann aufhören und einfach in zwei Stunden wieder probieren. Die Übung lässt sich einfach in den Alltag einbauen.

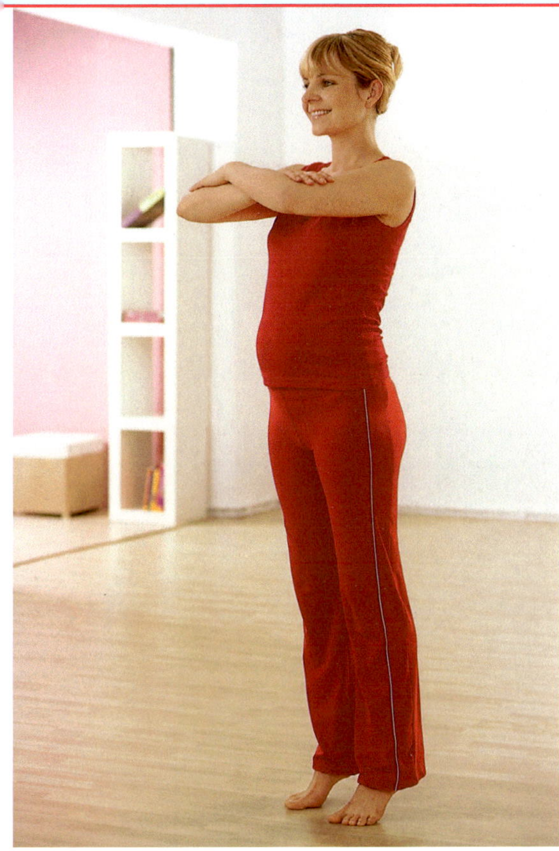

Meine Erfahrung

»Schon bei den ersten drei Schwangerschaften machte mir die Symphyse zu schaffen, in der vierten hatte ich gleich von Anfang an Probleme und Beschwerden. Auf Anraten meiner Hebamme besuchte ich jetzt ein CANTIENICA®-Beckenbodentraining für Schwangere. Schon nach der ersten Stunde waren die Symphysenbeschwerden sehr viel besser. Ohne diese Übungen hätte ich die Schwangerschaft nur schwer durchstehen können. Ich bin froh, dieses Mal mein Kind wesentlich leichter und fast schmerzfrei tragen zu können. Auch mein Rücken fühlt sich bedeutend besser an. Ich fühle mich jetzt sehr viel weniger belastet als in den vorhergegangenen Schwangerschaften.«

Ulrike G., Karlsruhe

- **Phase 3**

Jetzt machen Sie das Doppel-Tripp-Trapp: Stellen Sie sich auf die Zehenspitzen (Foto rechts und Foto »Fußausschnitt«). Danach wieder weich abrollen, auf und ab, auf und ab … Zwei Minuten lang durchhalten, das bringt die Venen in Schwung.

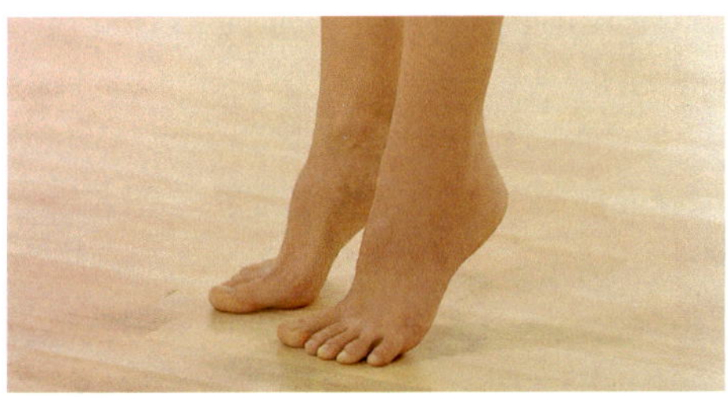

Das zweite Trimenon
14. bis 26. Woche

Jetzt bewegt sich Ihr Kind. Der Körper hat sich den Anforderungen angepasst, er beschert Ihnen Sinnlichkeit im Doppel: Sie atmen für zwei, leben für zwei, fühlen, sehen und hören für zwei. Genießen Sie diese Zeit des Wohlbefindens.

Die Gefühlsstürme der ersten Monate legen sich, Zuversicht und gute Laune kehren zurück. Sie wissen, Sie können Ihrem Körper vertrauen, er macht das gut. Das erste zärtliche Hallo Ihres »Untermieters auf Zeit« ist wahrscheinlich ein Blubbern. Alles, was Sie erleben, erlebt auch das Kind.

Talentschmiede Mutterbauch

Von jetzt an sind Sie spürbar »zu zweit«. Auch räumlich. Die Gebärmutter schafft sich Platz, der Bauch wächst. Magen und Darm müssen sich nach der Decke strecken. Die Bauchhöhle am aufgespannten Torso ist eine wunderbare »Kathedrale«. Ihr Kind hört jetzt alles. Das schönste Geräusch neben dem Herzschlag und dem Gluckern des Fruchtwassers ist die Stimme der Mutter. Sprechen Sie mit dem Kind, erzählen Sie ihm seine Geschichte, die Liebesgeschichte seiner Eltern. Singen Sie ihm etwas vor – allein oder zusammen mit dem werdenden Vater und Ihren anderen Kindern, so schon welche da sind, so gewöhnt sich das Kind auch an die Stimmen seiner Familie.

Spielen Sie oder der werdende Vater ein Instrument? Dann tun Sie es jetzt so oft wie möglich – fürs Kind. Es gilt als erwiesen, dass Musikalität sich während der Schwangerschaft ausprägt.

Kleine Pausen

Auch wenn Sie sich topfit fühlen: Legen Sie häufiger Pausen ein. Besonders, wenn Sie berufstätig sind. Verschnaufpausen sind wichtig. Sich eine Viertelstunde Zeit nehmen für die Atemmeditation (Seite 69). Die Beine hochlegen und die Lieblings-CD hören. Die romantische Ader ausleben, die sich jetzt bei

Info

Viele Frauen fühlen sich in der Schwangerschaft sehr sexy, haben großen Appetit auf geschlechtliche Freuden. Das Becken ist besonders gut durchblutet. Die Muskulatur kann sich prächtig entspannen. Der Geist auch: Verhütung ist kein Thema. War der Kinderwunsch lange unerfüllt, fällt jetzt der Stress ab.

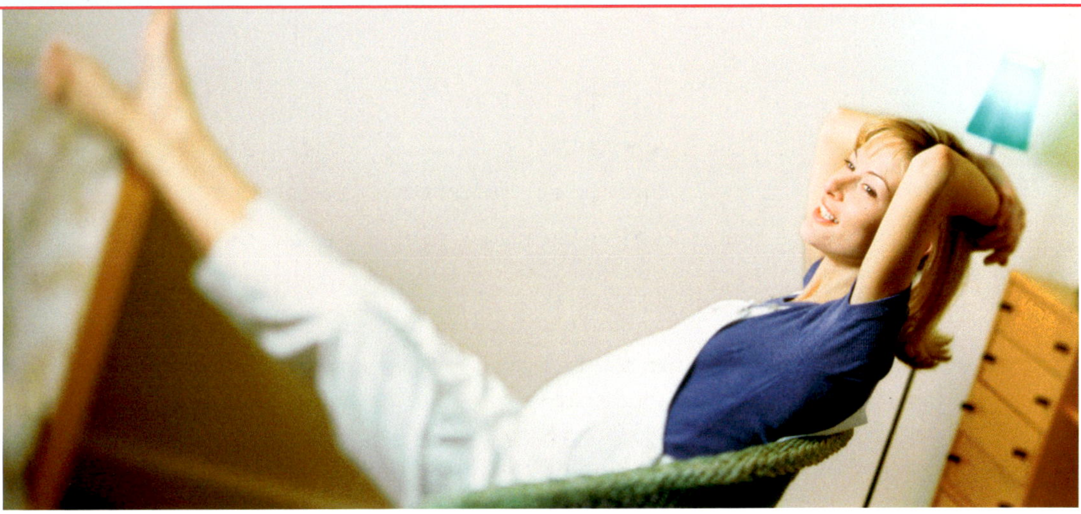

So ist's richtig: immer wieder kleine Pausen einlegen und Kraft tanken.

Ihnen regt, sie gehört zur Entwicklung des Nesttriebes. Sie werden nicht sentimental, sondern Mutter.
Lesen Sie dem Kind Ihre Lieblingsgedichte vor. Schauen Sie »erbauliche« Filme an, Kunstwerke, die die Seele anrühren. Stecken Sie Ihre Nase in Rosenblüten oder frisches Heu. Das heranwachsende Kind entwickelt in dieser Zeit die Sinnesorgane.
Körperliche Überanstrengung ist ähnlich schädlich wie Alkohol und Nikotin. Verschieben Sie den Umzug, den Frühjahrsputz, das Bäume-Beschneiden. Und wenn es sein muss, spannen Sie die Familie, Freunde, Profis ein. Vollkommen hingeben können Sie sich indes dem Sex, tauchen Sie ein, es könnte die Liebesnacht Ihres Lebens werden.

Lust hoch drei

Die Sexualhormone überschwemmen den weiblichen Körper. Orgasmen während der Schwangerschaft können sehr intensiv sein. So viel Liebeshunger macht den Männern manchmal Angst. Klären Sie Ihren Liebsten darüber auf: Sex während der Schwangerschaft schadet dem Kind nicht, weder körperlich noch moralisch; lachen Sie nicht, mancher Mann fühlt sich unwohl beim Gedanken, das Kind im Leib beobachte ihn beim Verkehr mit der Mutter. Die Stöße erreichen das Kind nicht.
Bei bekannter Neigung zu Früh- oder Fehlgeburten ist Zurückhaltung angesagt.

Das Sperma des Mannes enthält Prostaglandine, dieses Hormon kann Kontraktionen der Gebärmutter auslösen. Normalerweise lassen diese Spasmen kurze Zeit nach dem Orgasmus der Frau wieder nach.
Die Brüste sind während der Schwangerschaft auch sensibler als sonst. Die gleiche Berührung wird von einer Frau lustvoll, von einer anderen als schmerzhaft empfunden. Massage und Zupfen der Warzen bereitet die Brust auf das Stillen vor und macht sie weniger empfindlich. Vorsicht im letzten Trimenon: Manipulation der Brustwarze stimuliert die Ausschüttung von Wehenhormonen. Die Brust produziert Vormilch oder Erstmilch, die während des Verkehrs austritt.

Schaffen Sie Raum für zwei

Nach der vertikalen Atmung begeben Sie sich jetzt mit der Diagonalatmung auf die Reise durch den Körper (Foto Seite 69).
Eine der evolutionären Glanzleistungen des Menschen ist der Kreuzgang. Das Becken und der Brustkorb schwingen beim Gehen in entgegengesetzte Richtungen: das Becken nach rechts, die Schulter nach links und umgekehrt. Die Diagonalvernetzungen der Muskeln übernehmen die Kommunikation zwischen den Gelenken. Bewusste Diagonalvernetzung macht Haltung kinderleicht und verhindert die Entstehung von Haltungsschäden wie Beckenschiefstand, Wirbelsäulenverkrümmung, Hohlkreuz oder Rundrücken – bei Mutter und Kind.

Im Liegen

Legen Sie sich auf den Rücken. Die Beine sind angewinkelt. Füße und Knie stehen hüftweit auseinander. Spannen Sie den Rücken auf. Die Arme liegen parallel zum Körper, mit leicht angewinkelten Ellbogen. Entspannen Sie die Schultern.

- **Phase 1**

Durch den rechten Sitzbeinhöcker einatmen. Den Atem zur linken Beckenschaufel ziehen. Die Beckenschaufel weit machen und ausatmen. Dann die Diagonale wechseln: Zum linken Sitzbeinhöcker einatmen, die rechte Beckenschaufel öffnen und ausatmen. Jede Diagonale zehnmal wiederholen.

- **Phase 2**

Durch den Bauchnabel einatmen und den Atem zum rechten Rippenbogen ziehen. Die Rippen weit machen und ausatmen. Wieder durch den Bauchnabel einatmen; den Atem zum linken Rippenbogen ziehen und: weit-weit-weit öffnen. Dann ausatmen. Zehnmal wiederholen.

- **Phase 3**

Durch das Brustbein einatmen. Den Atem zur linken Schulter ziehen und ausatmen. Wieder durch das Brustbein einatmen, zur

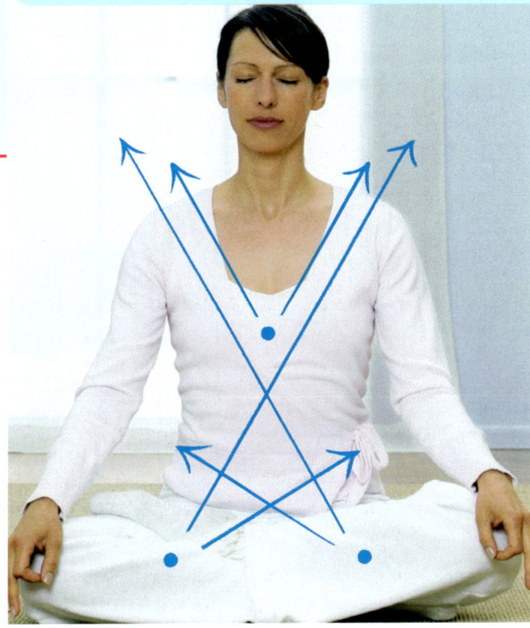

Der Zauber des Diagonalatmens: von den Sitzbeinhöckern bis zu den Rippen.

rechten Schulter reisen und ausatmen. Zehnmal wiederholen.

- **Phase 4**

Durch das Brustbein einatmen und den Atem halbieren. Ziehen Sie den Atem im »V« zu beiden Schultern, dann ausatmen. Zehnmal wiederholen.

- **Phase 5**

Durch den rechten Sitzbeinhöcker einatmen, den Atem zur linken Schulter ziehen und ausatmen. Danach umgekehrt: Einatmen und dabei den linken Sitzbeinhöcker anziehen, den Atem zur rechten Schulter führen und ausatmen. Zehnmal wiederholen.

Im Sitzen

Sie sitzen auf einem Hocker und richten sich exakt auf den Spitzen der Sitzbeinhöcker auf. Füße und Knie hüftweit auseinander stellen und den Rücken aufspannen.
Wenn Sie aufrechtes Sitzen sehr anstrengt, können Sie an der Wand arbeiten und zwischen Rücken und Wand leicht aufgepustete Luftballons oder Softbälle geben: einen ins Kreuz und einen zwischen die Schulterblätter. Schneidersitz (siehe Foto) ist auch okay. Die Atemwege wie im Liegen beschrieben »malen«: von den Sitzbeinhöckern zu den Beckenschaufeln, vom Bauchnabel zu den Rippenbogen, vom Brustbein zu beiden Schulterseiten und von den Sitzbeinhöckern zu den Schultern.

Sehen und hören für zwei

Ab der sechsten Schwangerschaftswoche entwickeln sich die Sinnesorgane Auge und Ohr. Das Ohr ist in der 18. Woche »fertig«, das Auge im Prinzip auch, indes öffnet sich das schützende Augenlid erst 8 Wochen später (26. Woche).

Meditation mit Musik

Stellen Sie Ihre Lieblingsmusik an und legen Sie sich auf den Rücken. Den Kopf unterstützen Sie mit einem nur wenig aufgepusteten Luftballon. Der Nacken liegt frei. Stellen Sie sich vor, Sie hätten die spitzen Ohren von Mr. Spock aus »Raumschiff Enterprise«.

Ziehen Sie die Ohrspitzen abwechselnd links und rechts nach oben. Daraus wird eine harmonische Spiralbewegung. Zeichnen Sie mit den Ohren dreidimensionale Achten nach hinten oben. Wenn Sie das richtig machen, wird der Kopf ganz leicht, und Sie spüren die Bewegung auch im obersten Halswirbel, im Atlas.

Meditation mit Murmeln

• Phase 1

Schließen Sie die Augen und legen Sie zwei Glasmurmeln auf die Oberlider, möglichst nahe bei der Nase. Ziehen Sie mit den Augen Kreise: schöne, harmonische Kreise, im und gegen den Uhrzeigersinn.
Machen Sie Achterbewegungen, erst seitlich, dann nach vorn und hinten und seitlich versetzt, so dass Sie alle Muskeln spüren, die Ihre Augäpfel mit dem Schädel verbinden. Ziehen Sie die Augäpfel in Ihrer Vorstellung immer tiefer in den Kopf, bis Sie das Gefühl haben, sie lägen an der Schädelbasis.

• Phase 2

Zeichnen Sie mit dem Atlas-Gelenk an der Schädelbasis die Achterbewegungen. Seien Sie nicht frustriert, wenn es beim ersten Mal nicht klappt! Morgen wissen Ihre Muskeln, was Sie von ihnen wünschen, und machen bereitwillig mit. Reiben Sie die Handflächen aneinander und pulsieren Sie gleichzeitig mit dem Beckenboden. Wenn beide heiß sind, der Beckenboden und die Hände, die Murmeln von den Augenlidern nehmen und die warmen Hände wie Muscheln über die Augen legen. Fünfmal tief ein- und ausatmen, Augen öffnen und alles Schöne, was Ihnen der Tag bietet, klar und bewusst sehen, hören, riechen, schmecken, auch der Geruchs- und der Geschmacksinn entwickelt sich jetzt.
Es kann gut sein, dass Ihr Kind einen Heißhunger auf das entwickelt, was Sie jetzt besonders gern essen – ein Grund mehr, frische Früchte, frisches Gemüse und biologisch wertvolle Nahrung aufzunehmen.

Das zweite Trimenon – so üben Sie richtig

→ Häufigkeit
3- bis 5-mal pro Woche. Wer mehr machen möchte, kann 2-mal pro Woche das Grundprogramm anfügen.

→ Dauer
Die folgenden 8 Übungen dauern etwa 20 Minuten.

→ Ausdauertraining
2-mal pro Woche mindestens 45 Minuten Walken, Radfahren oder Schwimmen mit maximal 140 Pulsschlägen pro Minute.

Große Beckenschaukel

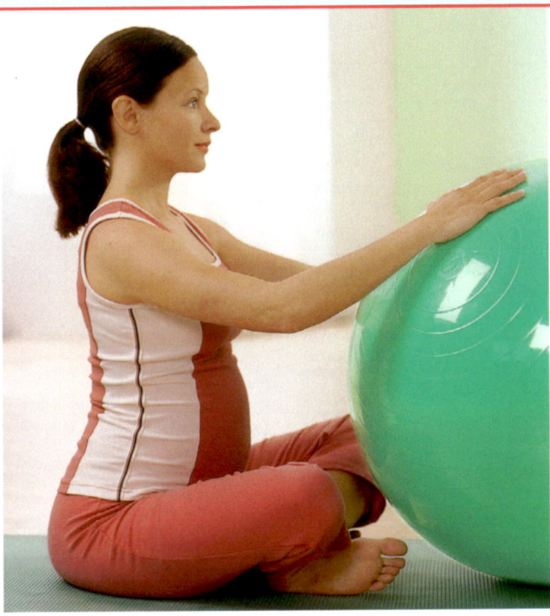

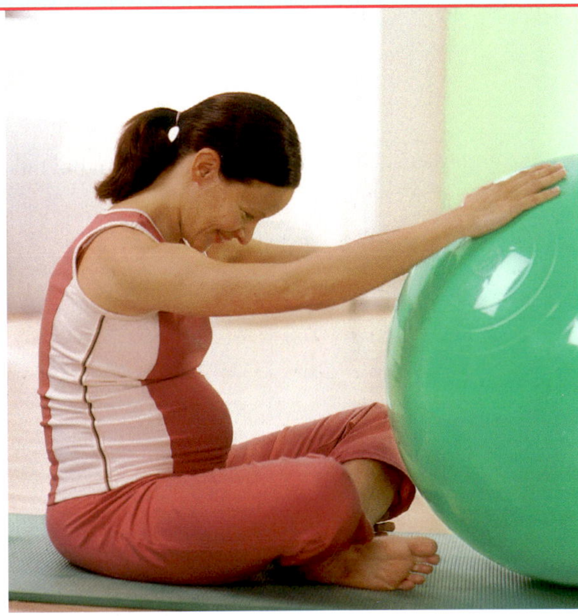

- Schneidersitz; die Füße aktiv aufgerichtet. Hände und Unterarme bequem auf einen Gymnastikball legen. Die Sitzbeinhöcker zueinander ziehen; Scham- und Steißbein nach unten und den Scheitelpunkt zur Decke dehnen. Schultern nach außen unten setzen und entspannen, Kinn und Hals bilden einen rechten Winkel. Denken Sie den Bauchnabel zum Brustbein hoch (Foto links).

- Verlagern Sie Ihr Gewicht immer abwechselnd hinter die Sitzbeinhöcker, vor die Sitzbeinhöcker, hinter die Sitzbeinhöcker, vor die Sitzbeinhöcker ... Becken und Rücken bleiben aufgespannt (Foto rechts). Die schaukelnde Bewegung ist harmonisch, rund und »großräumig«. 20- bis 50-mal wiederholen.

→ So üben Sie korrekt
Fällt Ihnen der Schneidersitz schwer, unterlegen Sie die Knie mit einem Kissen.

→ Was diese Übung bewirkt
Muskeln vernetzen und dehnbar machen, Gelenke anatomisch geschützt mobilisieren.

→ Gut zu wissen
Das Einzige, was Sie falsch machen können: zu viel tun. Arbeiten Sie minimalistisch und entspannt.

Beckentanz

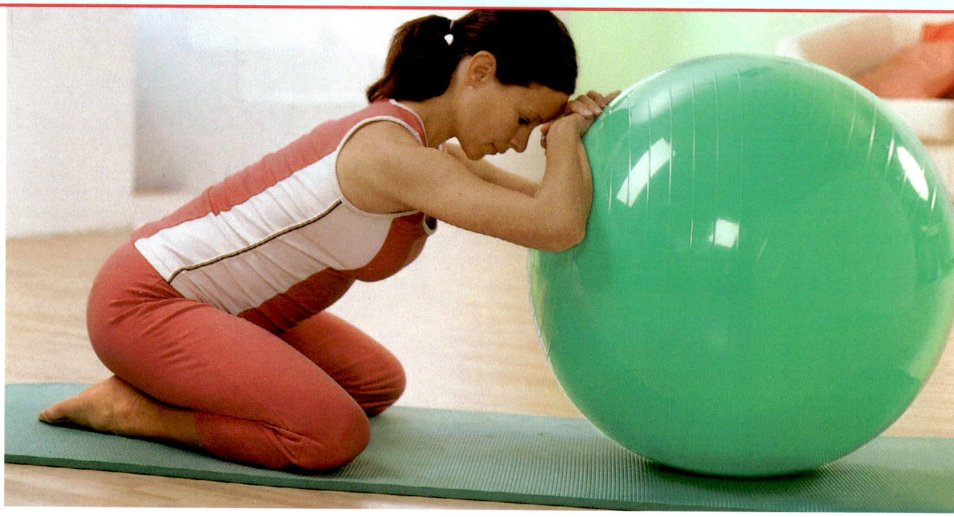

- Sie sind im Fersensitz. Halten Sie die Füße möglichst aktiv aufgerichtet, damit die Beinmuskulatur vernetzt arbeiten kann (Foto links oben).

- Die Arme bequem auf einen Gymnastikball und dann die Stirn auf die Hände legen. Die Sitzbeinhöcker zusammenziehen, um den Beckenboden zu aktivieren.

- Wichtig für die Vernetzung mit der Rückenmuskulatur: Die Spannung bis zum Kreuzbein hochziehen.

- Vorn den Bauchnabel zart in Richtung Brustbein dehnen, um den schützenden Pyramidenmuskel an- und einzuspannen.

- Scham- und Steißbein strecken den Körper nach hinten. Den Scheitelpunkt in die Gegenrichtung ziehen.

→ So üben Sie korrekt

Den Bauchnabel nicht (!) einziehen, denn das beengt. Nur vertikal zum Brustbein hoch »denken«. Das gibt dem Powerbecken Stabilität, ohne Ihnen oder dem Kind Raum und Atem zu nehmen! Mit etwas Übung wird die Schaukelbewegung weich und geschmeidig. Wenn Ihnen der Fersensitz schwer fällt, einen kleinen Softball zwischen die Fersen legen und das Körpergewicht anlehnen; nicht (!) hinsetzen, denn dann geht die Aufspannung verloren.

→ Was diese Übung bewirkt

Das Becken beweglich machen und trotzdem aufgespannt bleiben.

→ Gut zu wissen

Die Übung eignet sich zur Entspannung vor dem Schlafengehen.

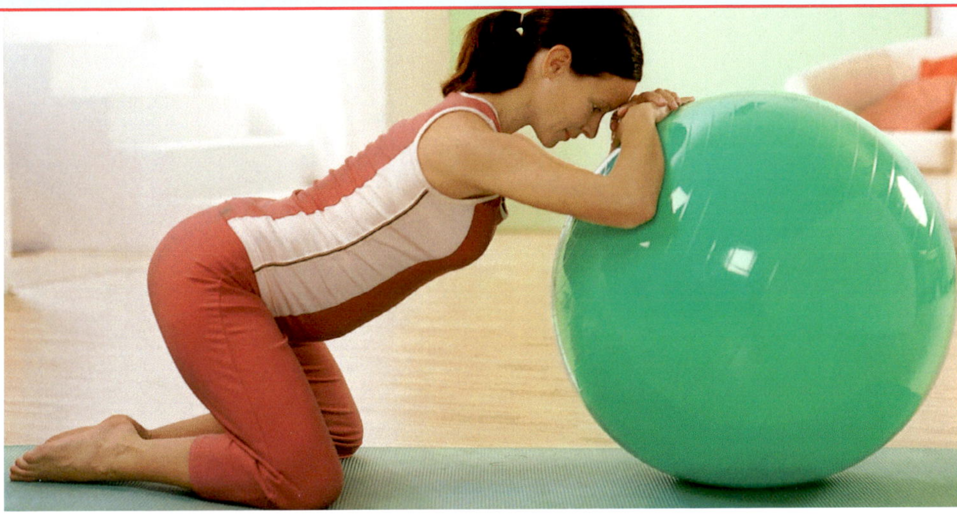

• **Phase 1**

Die Sitzbeinhöcker kräftig nach hinten oben dehnen, dann samt Steißbein ebenso kräftig zu den Fersen ziehen. Das ergibt eine Schaukelbewegung des Beckens, ohne die Muskeln am Rücken zu verkürzen oder den Bauchraum zu verengen (Foto links und rechts): nach hinten oben, nach hinten unten ... 20-mal wiederholen.

• **Phase 2**

Ziehen Sie den rechten Sitzbeinhöcker an und atmen Sie ein. Die linke Schulter setzen Sie nach außen unten und atmen aus. Die Seite wechseln: Den linken Sitzbeinhöcker beim Einatmen anziehen, die rechte Schulter beim Ausatmen senken ... Insgesamt zehnmal wiederholen.

Meine Erfahrung

»Starke Gebärmuttersenkung diagnostizierte die Gynäkologin nach meiner zweiten Geburt. Ich fing an, mit Vaginal-Gewichten zu trainieren, leider ohne großen Erfolg. Die Ärztin empfahl mir die CANTIENICA®-Methode, und nach der dritten Übungsstunde verschwanden die Gewichte im hintersten Schubladenwinkel, ich brauchte sie nicht mehr. Schon nach drei Monaten war die Gebärmutter wieder an Ort und Stelle, was meine Ärztin denn doch erstaunte. Mich freut es – ich trainiere weiter.«

Elisabeth S., Kiel

Vierfüßler

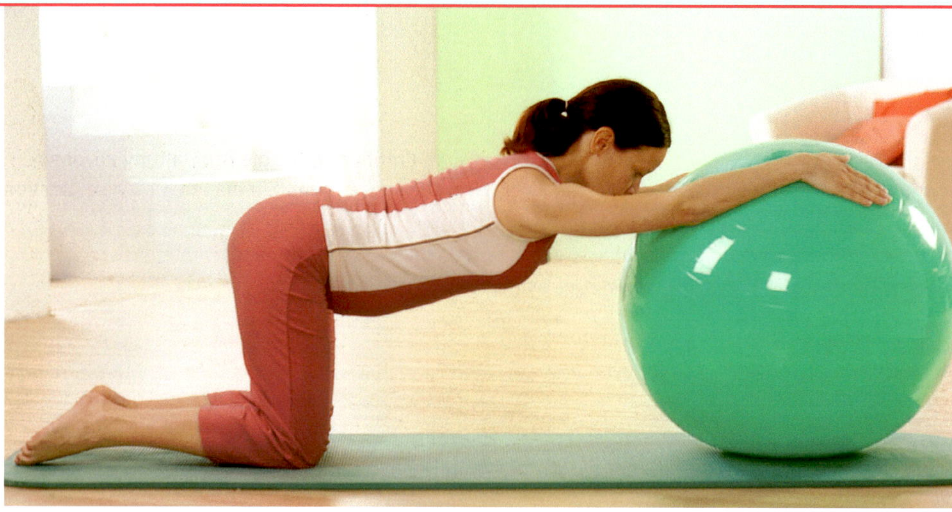

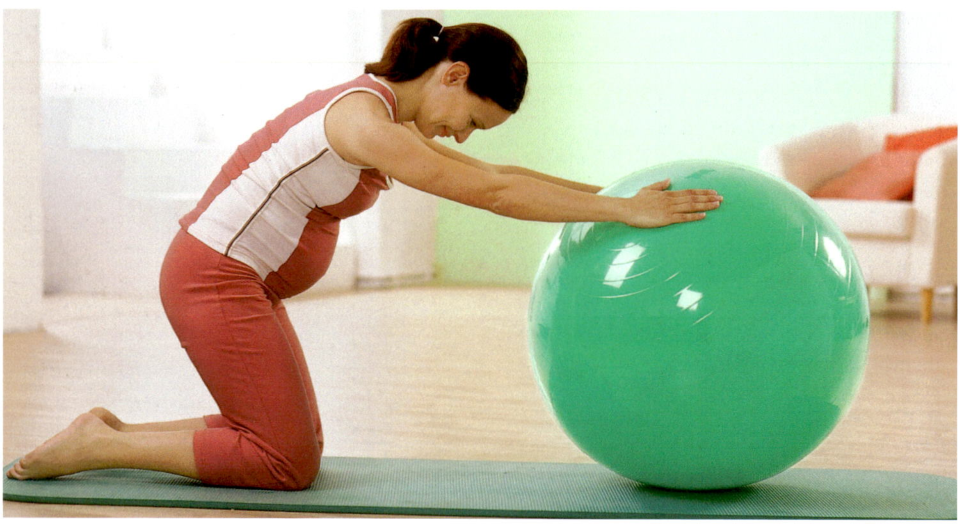

- Gehen Sie direkt aus der Übung »Beckentanz« (Seite 72/73) in den Kniestand. Die Hände auf dem Ball legen, die Unterarme liegen bequem auf (Foto oben).

- Füße und Knie sind hüftweit auseinander. Dabei die Füße so ausrichten, dass die Fersenbeine gerade und die Hüften genau über den Knien stehen.

- **Phase 1**

Dehnen Sie den Rücken: Scham- und Steißbein nach hinten, den Scheitelpunkt nach vorn dehnen, damit die Wirbelsäule aufgespannt ist. Die Rippen entspannen und das Brustbein ganz leicht hochziehen (Foto oben). Jetzt mit den Sitzbeinhöckern »blinzeln«: in relativ schnellem Tempo abwechselnd anspannen, lösen, anspannen ...

- Das Becken ist aufgerichtet und absolut stabil. Die Bewegung findet nur am Beckenboden, nicht (!) am Rücken statt. 20- bis 100-mal wiederholen.

- **Phase 2**

Jetzt dehnen Sie die Sitzbeinhöcker so weit wie möglich nach hinten unten. Der Rücken bildet einen C-Bogen (Foto unten). Danach den Rücken wieder so lang ziehen, bis er gerade ist.

- **Phase 3**

Mit gedehntem Rücken durch den Beckenboden einatmen und durch den Scheitelpunkt ausatmen. Zehnmal wiederholen.

- **Phase 4**

Jetzt üben Sie zum ersten Mal die »Gegenatmung« für die Geburt: Durch den Scheitelpunkt ein- und durch den Beckenboden ausatmen. Dabei die Sitzbeinhöcker vollständig loslassen. Zehnmal wiederholen.

- **Phase 5**

Den Abschluss bildet die kraftvolle Stützatmung: Einatmen und den Beckenboden anspannen, beim Ausatmen wieder lösen. Zehnmal wiederholen.

- Empfinden Sie die Armhaltung als anstrengend, so können Sie die Position aus »Beckentanz« einnehmen.

→ So üben Sie korrekt

Das leichte Schaukeln des Balls intensiviert die Arbeit der Tiefenmuskulatur.

→ Was diese Übung bewirkt

Der Beckenboden lernt, situationsgerecht zu reagieren. Beim Husten, Lachen oder Niesen kann er sich schützend unter Sie stellen; beim Sex und bei der Geburt wird er sich weich und weit öffnen.

→ Gut zu wissen

Gehören Sie zu den Beckenkipperinnen? Haben Sie das vielleicht sogar in altmodischen Beckenbodenkursen mühsam gelernt? Bitten Sie Ihren Liebsten oder eine Freundin, Ihnen in Übungsphase 1 zwei große Bücher Rücken an Rücken auf Ihren Rücken zu legen. Beobachten Sie sich in einem Spiegel oder erbitten Sie Feedback: Wenn sich die Buchrücken nicht mehr auseinander bewegen, arbeiten Sie isoliert mit dem Beckenboden und nicht mehr mit dem Rücken.

Großer Drehsitz

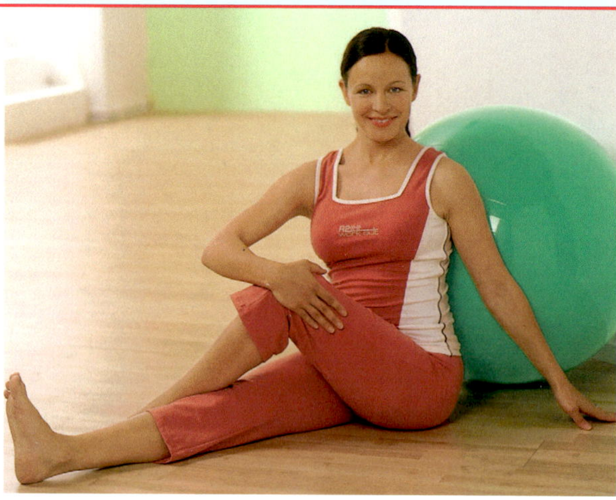

- Diese Übung ist eine Steigerung von »Kleiner Drehsitz« aus dem Grundprogramm (Seite 42).

- Setzen Sie sich auf den Boden. Ein Gymnastikball stützt Sie im Rücken ab. Die Sitzbeinhöcker richtig unter den Ball schieben, denn das hilft bei der Aufrichtung des Beckens und beim Aufspannen der Wirbelsäule. Entspannen Sie die Schultern.

- Bei sehr verkürzten Hüftbeugern können Sie auch auf einem Meditationskissen sitzen und den Gymnastikball im Rücken einfach etwas höher schieben.

- Das rechte Bein ausstrecken: Die Ferse nach vorn schieben und gleichzeitig den rechten Sitzbeinhöcker nach hinten. Wenn Sie spüren, wie sich das Becken aufrichtet und der Rücken fast von selbst aufspannt, machen Sie es perfekt.

- Das linke Bein über das rechte ziehen. Den Fuß aufstellen und gut auf dem Großzehengrundgelenk und der Außenseite der Ferse ausrichten. Mit dem rechten Arm halten Sie das linke Knie und ziehen es näher zum Körper heran.

- Den Scheitelpunkt zur Decke strecken. Den Oberkörper aus der Brustwirbelsäule, so weit es geht, nach links ausdrehen. Der Kopf bewegt sich mit. Drei Atemzüge lang halten, wenn möglich mit Beckenbodenatmung. Dann die Seite wechseln.

→ So üben Sie korrekt

Je mehr Sie die Sitzbeinhöcker nach hinten ziehen, desto freier und beweglicher sind Becken und Hüftgelenke. Keine Angst vor Hohlkreuz, das geht in dieser Position nicht.

→ Was diese Übung bewirkt

Den Beckenboden mit Hüften, Rücken und Bauch zum Powerbecken vernetzen. Die Lendenwirbel in der autochthonen Muskulatur verankern; die Brustwirbelsäule beweglich machen.

→ Gut zu wissen

Je entspannter Sie sich aufrichten, desto leichter fällt diese schwierige Übung. Am Anfang empfiehlt es sich, die Position nur ganz kurz zu halten und lieber zweimal zu wiederholen, als nur einmal verkrampft zu arbeiten.

Große Grätsche

- Sie sitzen auf dem Boden und lehnen den Rücken nur ganz leicht an einen Gymnastikball. Spannen Sie den Rücken auf und strecken Sie das linke Bein seitlich aus. Der Fuß ist aufgerichtet und flex. Die Kniescheibe steht in der Mitte und zeigt zur Decke. Das rechte Bein so anwinkeln, dass der rechte Fuß am linken Innenschenkel liegt.

- Die Sitzbeinhöcker in der Rundung des Balles nach hinten dehnen und zueinander ziehen, um den Beckenboden zu aktivieren. Den Rücken aufspannen, Scham- und Steißbein ziehen nach unten, der Scheitelpunkt nach oben. In diese köstliche Länge entspannen, ohne einzusinken.

• Phase 1

Die Arme über dem Kopf mit gefalteten Händen ausstrecken, dabei zeigen die Innenflächen zur Decke. Die Schultern hochziehen und mit gestreckten Armen harmonisch im Halbkreis nach außen unten setzen. Dreimal wiederholen.

• Phase 2

Den Oberkörper mit den gestreckten Armen aus dem Brustbein zum rechten Knie drehen und nach links absenken. Den linken Oberarm auf den Unterschenkel legen, den rechten Arm über dem Kopf ausstrecken. Wenn sich der rechte Sitzbeinhöcker vom Boden heben will: stopp! Den Scheitelpunkt noch ein bisschen weiter seitwärts im C-Bogen dehnen. Durch den linken Sitzbeinhöcker einatmen und durch die rechte Schulter ausatmen. Umgekehrt durch den rechten Sitzbeinhöcker einatmen und durch die linke Schulter ausatmen. Jeweils dreimal wiederholen. Danach wechseln Sie die Seite.

→ So üben Sie korrekt
Die Taille ist auf beiden Seiten gedehnt. Die Wirbelsäule bildet einen harmonischen C-Bogen.

→ Was diese Übung bewirkt
Beweglichkeit und Koordination des ganzen Körpers.

→ Gut zu wissen
Mit der Diagonalübung finden Sie leicht in die optimale Position und beugen Beckenschiefstand, Hohlkreuz und Rundrücken vor.

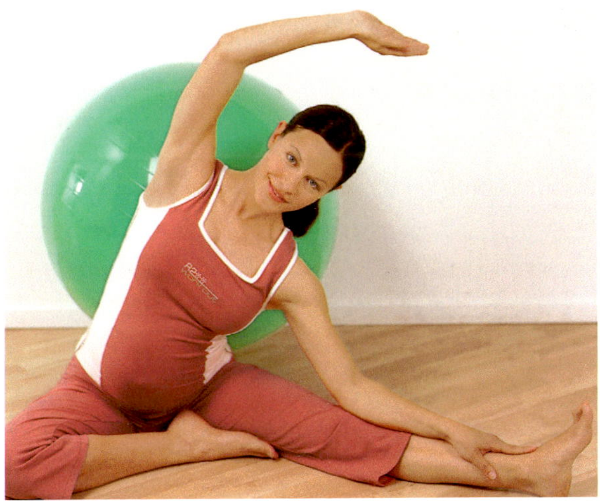

Zentralkraft

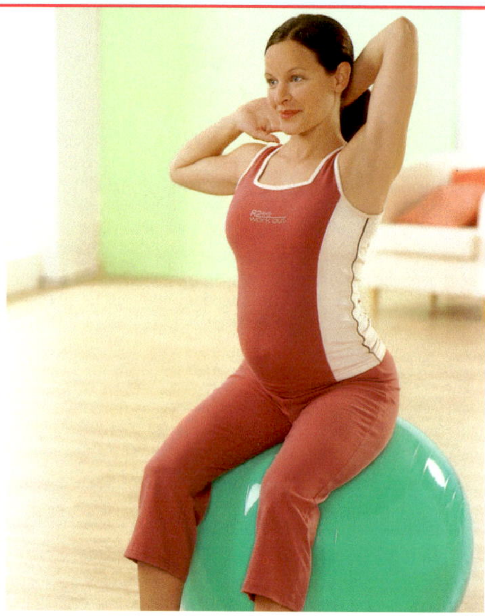

- Setzen Sie sich breitbeinig auf einen Gymnastikball und achten Sie auf die Beinachse: Fuß, Knie und Hüfte liegen jeweils auf einer Linie. Sobald das Knie nach innen oder außen ausschert, werden alle Gelenke belastet (Sprung-, Knie-, Hüft- und Kreuzbeingelenk).

- Ziehen Sie die Sitzbeinhöcker erst zusammen und dann nach hinten.

Phase 1

Die Hände verschränken und hinter den Kopf nehmen. Achtung: Der Kopf weicht nicht aus! Die Schultern nach außen unten entspannen und die Ellbogen kraftvoll auseinander ziehen: den linken steil und vertikal zur Decke, den rechten möglichst horizontal nach rechts (Foto links oben). Nun langsam und behutsam die Sitzbeinhöcker nach hinten oben dehnen, zurück in die Mitte (Foto links unten), nach vorn Richtung Schambein. Der Rücken bleibt lang und aufgespannt. Dreimal wiederholen,

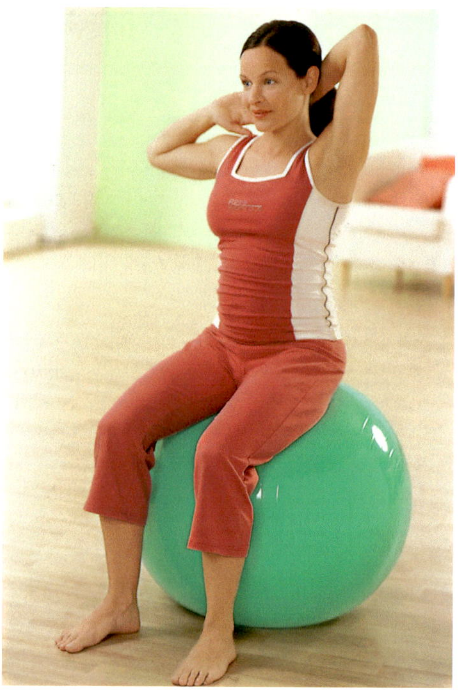

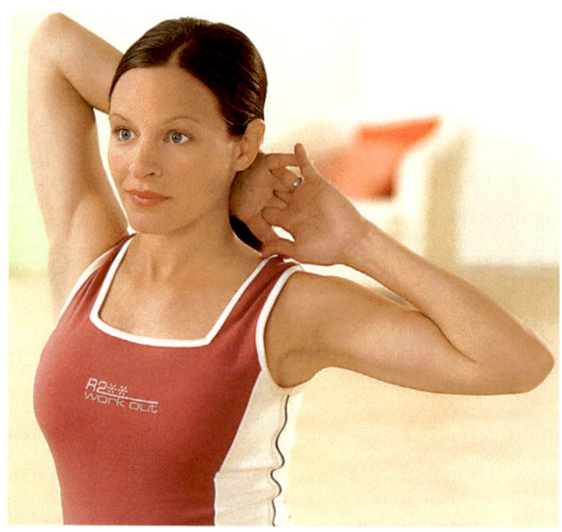

dann die Position der Arme wechseln: Einfach nur den rechten Ellbogen steil zur Decke ziehen, den linken zur Seite (Foto unten Mitte). Die Beckenschaukel in dieser Position wiederholen: Sitzbeinhöcker nach hinten oben, nach unten, nach vorn oben »schaukeln«. Insgesamt dreimal wiederholen.

• Phase 2

Arme auf Schulterhöhe steil anwinkeln, (Foto rechts). Unterarme ausdrehen, bis die Handinnenflächen nach vorn zeigen. Jetzt die Ellbogen in kleinen, kraftvollen Pulsen auseinander ziehen, den linken nach links, den rechten gleichzeitig nach rechts, ohne die Position der Arme zu verändern. 20-mal wiederholen.

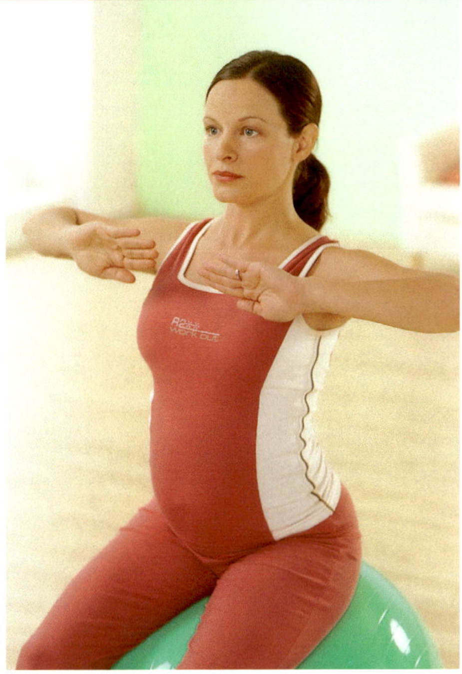

• Phase 3

Senken Sie den Oberkörper pfeilgerade nach vorn. Pulsieren Sie kräftig mit dem Beckenboden und heben und senken Sie den unteren Rücken wie einen Klappdeckel. Mit 5 Wiederholungen anfangen, auf 20 steigern.

→ So üben Sie korrekt

Die Sitzbeinhöcker sind in jeder Phase in Verbindung mit dem Ball.

→ Was diese Übung bewirkt

Die Rumpfmuskulatur wird vernetzt und verstärkt. Sie üben die anatomisch gute Beckenhaltung fürs Aufstehen und Hinsetzen, fürs Bücken und Aufheben. Der Schultergürtel wird gedehnt.

→ Gut zu wissen

Der vernetzte Beckenboden macht die ganze Arbeit, spürbar an deutlicher Dehnung an den hinteren Oberschenkeln, am Ansatz des Pos, am unteren Rücken. Die vorderen Schenkelmuskeln sind entspannt. Fällt Ihnen die Armposition in Phase 1 schwer, können Sie die Arme wie in Phase 2 anwinkeln.

Stehvermögen

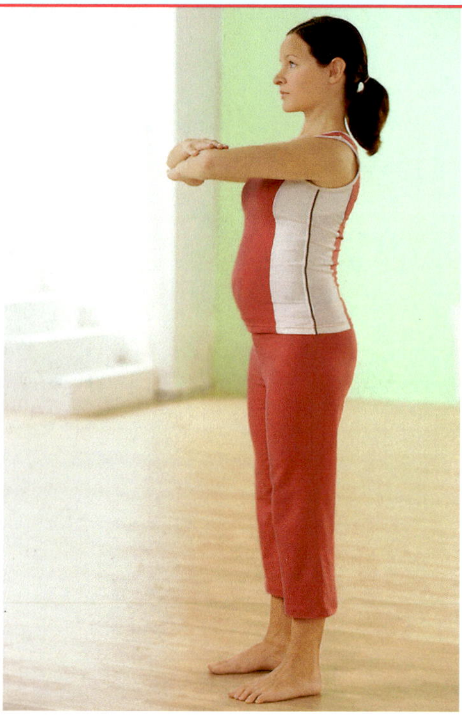

• Stellen Sie sich hin: Die Arme entspannt hängen lassen und die Füße in eine leichte V-Stellung bringen. Die Knie sind hüftweit auseinander. Die Beine haben Sie gestreckt, sind aber locker in den Knien. Scham- und Steißbein in Richtung Boden verlängern, den Scheitelpunkt nach oben, bis Sie vertikal Ihre volle Größe gefunden haben. Jetzt die Arme auf Schulterhöhe anwinkeln.

• Die Sitzbeinhöcker zusammenziehen, hinten zum Kreuzbein hoch dehnen, vorn den Bauchnabel zart zum Brustbein ziehen.

• Phase 1

Lassen Sie die Beckenbodenmuskulatur ganz los und nehmen Sie wahr, was Ihr Körper macht. Wird der Torso schwer? Möchten Sie auf ein Bein ausweichen? Dann ziehen Sie die Sitzbeinhöcker wieder zusammen, um so das Gewicht des Oberkörpers exakt in der Mitte zu halten.

Wie fühlt sich das an? Spielen Sie mit den Sitzbeinhöckern: Den linken gespannt halten, den rechten lösen und umgekehrt. Jede Seite 20-mal wiederholen.

• Phase 2

Die Sitzbeinhöcker mit leicht aktiviertem Beckenboden nach hinten ziehen, ohne mit dem Oberkörper mitzugehen. Jetzt zurück in die Mitte, wieder nach hinten, in die Mitte ... Jedes Mal noch länger werden und noch mehr in die Vertikale gleiten.

→ So üben Sie korrekt

Wenn sich die Aufrichtung anstrengend anfühlt, ist sie noch nicht stimmig. Entspannen, neu aufbauen und nicht aufgeben, bis Sie sich feder-federleicht fühlen.

→ Was diese Übung bewirkt

Wenn das Becken in einer Alltagssituation kippt, können Sie es jederzeit mühelos aufrichten.

→ Gut zu wissen

Füße ausrichten, Knie entspannen, Beinachse ausrichten, Becken aufrichten, Brustkorb aufrichten, Kopf hoch tragen, Schultern entspannen – ganz einfach, oder?

Armstärke

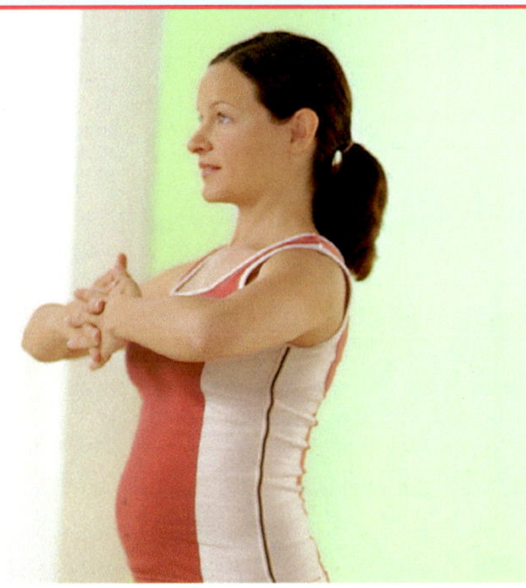

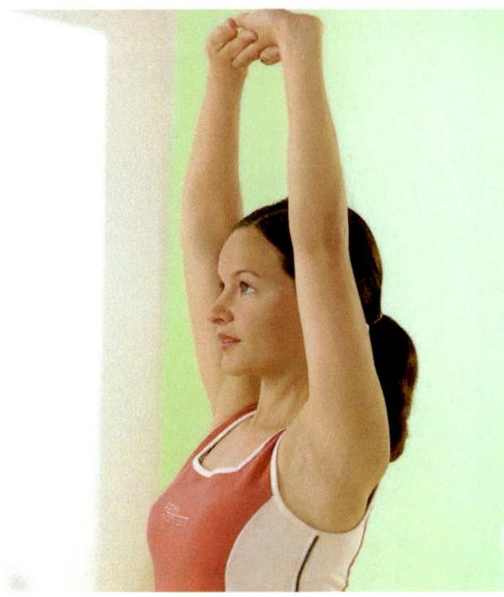

- Diese Übung schließt direkt an »Stehvermögen« (Seite 80) an: Das Becken aufrichten, die Sitzbeinhöcker sind auf gleicher Höhe, die Hüften stehen absolut parallel. Bauchnabel leicht zum Brustbein ziehen – eigentlich ist es mehr denken als ziehen. Wenn Sie eine zarte Dehnung in den Bauch- und den Rückenmuskeln spüren, dann machen Sie es perfekt.

Phase 1

Falten Sie die Hände auf Schulterhöhe. Die Ellbogen zeigen spitz zur Seite (Foto oben). Nun die Ellbogen auseinander ziehen und so alle Muskeln des oberen Rückens dehnen und kräftigen. Mit fünf Zügen anfangen und auf zehn steigern.

Phase 2

Jetzt die Arme mit verschränkten Händen so über dem Kopf ausstrecken, dass die Innenflächen zur Decke zeigen (Foto unten). Mit den Armen die Schultern hochziehen und mit möglichst ganz gestreckten Armen nach außen unten setzen. Zunächst dreimal wiederholen, dann auf zehnmal steigern. Atmen Sie beim Hochziehen der Arme ein; beim »Setzen« der Schultern aus.

→ So üben Sie korrekt
Wenn Sie die Arme nicht strecken können, sind die Schultern noch nicht an der Stelle, an die sie gehören: außen unten! Entspannen und neu aufbauen.

→ Was diese Übung bewirkt
Bewusstsein, Kraft und Beweglichkeit für die Schultergelenke und die Armmuskeln.

→ Gut zu wissen
Verspannungen in »den Schultern« werden immer von hochgezogenen Oberarmen verursacht. Diese Übung lässt Sie spüren, was Arm ist und was Schulterdach.

Das dritte Trimenon
27. bis 40. Woche

Jetzt zahlt sich Ihre Disziplin aus: Sie sind so fit, wie Sie es nur sein können. Sie fühlen sich im Alltag leicht. Haltung und Muskulatur kommen mit dem Mehrgewicht gut zurecht. Das Training wird jetzt dreidimensional – und sehr, sehr sanft. Wohlfühlen ist die Devise.

Durch den wachsenden Bauch verändert sich die Körperstatik, das Gewicht verlagert sich nach vorn. Die konsequente Aufspannung der Wirbelsäule, die Sie seit Beginn der Schwangerschaft trainieren, kräftigt das autochthone System: Über 200 kleine Muskeln schützen und stützen das Zentrum Ihres Rückens quer, diagonal und horizontal. Diese Kraft aus der Tiefenmuskulatur ist jetzt besonders wichtig.

Mehr Raum zum Atmen

Je aufrechter Sie sich halten, umso mehr Raum haben das Baby und Ihre Organe. Die Gelenke (Hüften, Kreuzbeingelenke und Lendenwirbel) werden entlastet. Die Aufrichtung im Alltag entlastet auch die Lunge und das Zwerchfell. Sie haben sich buchstäblich mehr Raum zum Atmen geschaffen. Alles am Körper wird jetzt weicher und bereitet sich auf die nahe Geburt vor. Leider sind die Gefäßwände davon nicht ausgenommen. Auch sie werden weicher, und das begünstigt die Bildung von Krampfadern und Wassereinlagerungen. Das allerbeste Gegenmittel: regelmäßiges Training mit vernetzter Tiefenmuskulatur. Es wirkt wie eine Kompressionsmassage, massiert die Venen und die Lymphgefäße. Das Pulsieren mit der Beckenbodenmuskulatur und das Rotieren der Beckenhälften regen den Lymphfluss an und können außerdem die Entstehung von Hämorrhoiden verhindern.
Sie können mit den Atemmeditationen und dem Training auch verhindern, dass Ihr Konzentrationsvermögen zu sehr nachlässt. Beides, bewusst atmen und trainieren, versorgt die Gehirnzellen mit mehr Sauerstoff, fördert die gleichmäßige Durchblutung aller Organe, also auch die des Gehirns. Ihr Denkvermögen bleibt wach und fit.

Info

Kurzatmigkeit können Sie mit den gezielten Atemübungen überwinden. Nehmen Sie sich die Zeit dafür. Am Morgen, gleich nach dem Aufstehen, füllen die Atemübungen Ihr Powerdepot auf, am Abend erleichtern sie das Einschlafen.

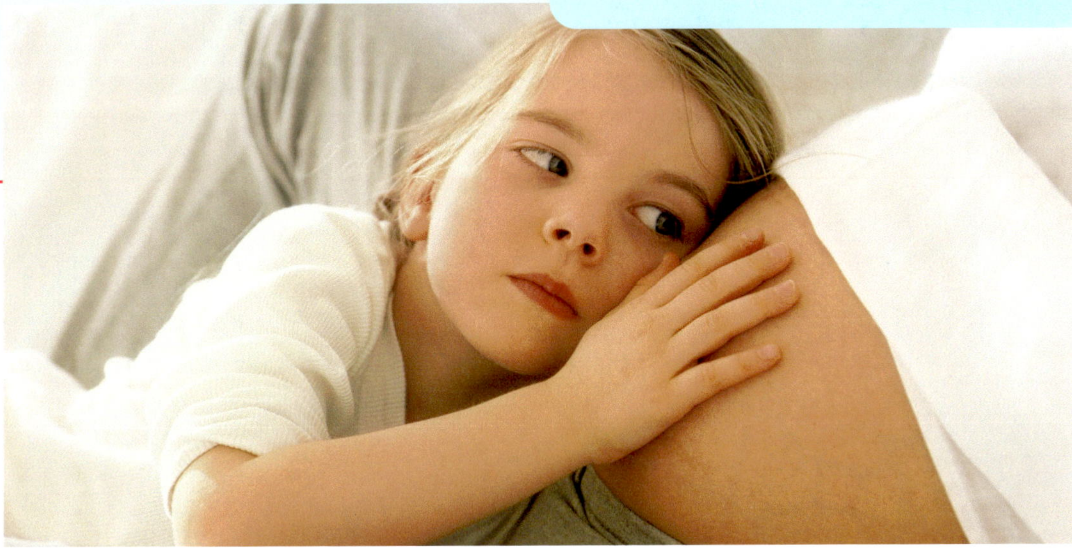

Es gibt nichts Spannenderes für ein Kind, als schon einmal das neue Geschwisterchen in Mamas Bauch zu spüren.

Aus dem Hebammenkoffer

Ein Kind zur Welt zu bringen stellt körperlich und emotional das nachdrücklichste Erlebnis im Leben einer Frau dar. Jede Geburt ist ein einzigartiges Erlebnis, selbst wenn eine Frau zehn Kinder bekommt.
Das frohe Ereignis verbindet die Mutter mit ihrem Kind auf individuelle und einzigartige Weise. Welches Verhältnis sie zu ihrem Kind haben wird, wie sie es liebt, beschützt oder schlimmstenfalls auch ablehnt, das wird schon während der Schwangerschaft bestimmt und erhält bei der Geburt die abschließende Prägung. Deshalb ist es so wichtig, Selbst- und Körperbewusstsein während der Schwangerschaft zu schulen und dadurch Selbstsicherheit für die Geburt und die Mutterschaft zu gewinnen.
Bewusst wahrnehmen, was Ihnen gut tut, Informationen kritisch hinterfragen und Ihre eigenen Bedürfnisse und Gefühle ernst nehmen – das alles verhilft Ihnen zu einer realen und klaren Sicht der tief greifenden Veränderung des Lebens durch die Geburt Ihres Kindes.
Die Sinnesfreude und das Annehmen von Zuwendung und Hilfe von nahe stehenden Menschen, das Mitteilen von Bedürfnissen, regelmäßige, gesunde Ernährung, Entspannung und lebensbejahende Rituale ebnen den Weg zu einer selbstbestimmten Geburt. Das bedeutet nicht, dass die Geburt einfach wird. Auch gut vorbereitete Geburten können lange dauern und schmerzhaft sein. Selbstbestimmt heißt: sich selbst kennen und sich selbst annehmen, auch mit allen Ängsten. Es bedeutet auch, Verantwortung zu übernehmen, die eigenen Kräfte gut einschätzen zu können sowie im Einklang mit

dem eigenen und dem heranwachsenden Wesen zu sein. Eine gut vorbereitete Frau, die sich kennt, die ihre Kräfte gesammelt und die Wahrnehmung geschult hat, fühlt sich während der Geburt nicht ausgeliefert, sondern gestaltet das Ereignis aktiv mit. Wer vorbereitet ist, kann wählen: Wie will ich gebären? Wo will ich gebären? Wer soll bei mir sein? Wie wünsche ich mir die ersten Stunden mit dem Kind? Sie können gut vorbereitet immer noch von den Ereignissen überrumpelt werden, wenn etwas nicht so abläuft, wie Sie es geplant haben: Wenn das Kind im Taxi zur Welt kommen möchte oder das Baby es überhaupt nicht eilig hat und Sie mit Wehen stundenlang »unterhält«. Aber das Unvorhergesehene wird Sie nicht aus der Bahn werfen.

Meine Erfahrung

»Nach meinem zweiten Kind wurde ich ungeplant sehr schnell wieder schwanger und hatte von Beginn an Inkontinenz-Probleme, da ich mich von der letzten Schwangerschaft nicht richtig erholen konnte. Mit den CANTIENICA®-Übungen stabilisierte sich meine Blase wieder schnell – während der ganzen Schwangerschaft. Ich ging auch nach der Geburt zum Rückbildungstraining nach Cantieni und war erstaunt, wie rasch ich trotz drei kleiner Kinder wieder fit wurde. Seit einem Jahr trainiere ich für den Halbmarathon, und mein Beckenboden macht prima mit.«

Tanja S., Essen

Mit dem Atem das Kind umarmen

Erkunden Sie Ihren Körper und den ersten Wohnraum Ihres Kindes mit dem Spiralatem. Nehmen Sie wahr, wie Sie das Kind und Ihre Organe mit dem Atem massieren können. Sie liegen auf einer angenehmen Unterlage auf dem Rücken, winkeln die Beine an und richten das Becken auf. Eventuell auch einen Luftballon zwischen den Knien schweben lassen. Die Wirbelsäule aufspannen, lang und leicht machen.

• Phase 1

Durch den linken Sitzbeinhöcker einatmen. Mit dem Atemstrom eine Spiralbewegung zur rechten Beckenschaufel zeichnen. Beim Ausatmen lassen Sie die rechte Hälfte des Beckens weit und offen in die Unterlage sinken. Dann umgekehrt: Durch den rechten Sitzbeinhöcker einatmen, den Atemstrom schwungvoll verdrehen und zur linken Beckenschaufel ausatmen.

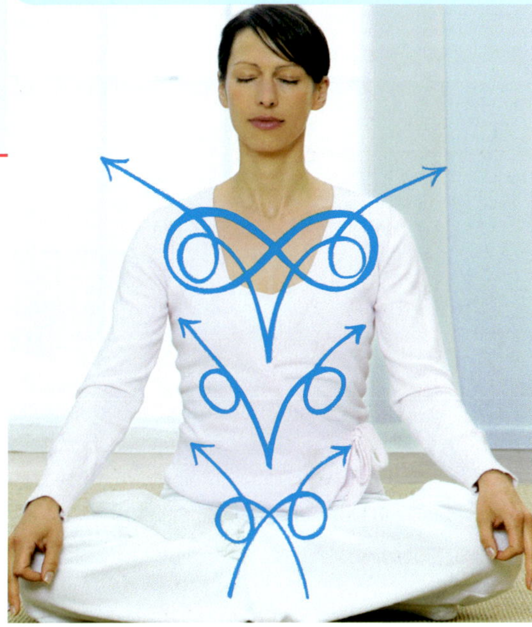

Jetzt ziehen Sie mit Ihrem Atem Spiralen durch den Körper und erreichen auch die Gebärmutter.

- **Phase 2**

Durch den Bauchnabel einatmen, den Atem spiralförmig zum rechten Rippenbogen ziehen; ausatmen. Durch den Bauchnabel einatmen, die Atemspirale zum linken Rippenbogen ziehen; ausatmen. Durch den Bauchnabel einatmen und den Atem zur Wirbelsäule leiten: Eine prächtige, dreidimensionale Acht vom linken zum rechten Rippenbogen ziehen, dann vom rechten zum linken und ausatmen. Stellen Sie sich vor, wie Ihr Atem den Raum zwischen Beckenboden und Zwerchfell füllt und die Gebärmutter und das Kind streichelt.

- **Phase 3**

Durch das Brustbein einatmen, schwungvoll zur rechten Schulter ausatmen und entspannen. Ebenso zur linken Schulter. Durch das Brustbein einatmen, mit einer Achterbewegung den Atem von der linken zur rechten Schulter und zurückführen. Der Atem streichelt und nährt Ihr Herz. Er öffnet die Brust und macht sie weit und offen.

- **Phase 4**

Durch den Kehlkopf einatmen, die Atemspiralen links und rechts herum durch den Schädel ziehen. Im Nacken am Schädelansatz ausatmen.

- **Phase 5**

Zum Abschluss Ihrer Atemmeditation werden Sie laut: Sie üben das Schreien. Stellen Sie sicher, dass die Person Sie hört, die Sie bei der Geburt begleitet.
Zum Anwärmen können Sie mit den Atemspiralen mitsummen und dann immer lauter werden: Aaaaaa, Ooooooo, Uuuuuuu!
Einatmen, den Beckenboden aktivieren und aus voller Brust schreiben: Ha! – Ho! – Ha! Ho! ...
Einatmen, den Beckenboden offen lassen, von unten nach oben: Ha! Ho! Ha! Ho! ... Haaaa. Hoooooo. So laut Sie können. Aaaaaa! Oooooooo! Uuuuuuu!
Sie können den Spiralatem auch im Sitzen zelebrieren, entweder aufrecht auf einem Stuhl oder im Schneidersitz (Foto oben) auf dem Meditationskissen, eventuell mit dem Rücken an den Ball gelehnt.

Achtermassage

Lunge und Darm Ihres Kindes sind jetzt im Endspurt der Entwicklung und freuen sich über eine Massage. Sie sitzen aufrecht auf einem Hocker, dem Bettrand oder im Schneidersitz auf einem Meditationskissen: Den Rücken haben Sie an einer Wand oder am Gymnastikball aufgerichtet.

• Phase 1

Richten Sie den Scheitelpunkt genau über dem Damm aus. Dann ziehen Sie die Sitzbeinhöcker und den Muskelkreuzpunkt zwischen Vagina und Anus in kleinen, harmonischen Pulsen hoch. Die Schließmuskeln um Anus und Vagina bleiben dabei ganz entspannt.

• Phase 2

Damm leicht einziehen und den Bauchnabel in Richtung Brustkorb dehnen. Das aktiviert den Pyramidenmuskel. Das Kind wird nach innen geschoben: Bauch und Bindegewebe werden entlastet. Das Kind sitzt über dem kleinen Becken. Das erleichtert die Geburt. Beim Gebären leistet der Pyramidenmuskel wertvolle »Schubhilfe«.

• Phase 3

Die Hände auf den Unterbauch legen und in harmonischen Achterbewegungen massieren, erst mit kleinen Kreisen, dann immer größer werden. Mit den Händen auf dem Oberbauch ganz zart Achterbewegungen um den Nabel zeichnen.

• Phase 4

Die Hände auf die Rippen legen; in kreisenden Bewegungen (von vorn nach hinten, von unten nach oben) die Lungenflügel streicheln. Die Brüste zart mit Achterbewegungen streicheln.

• Phase 5

Diagonalachter vom linken Becken zur rechten Brust und zurück, vom rechten Unterbauch zur linken Brust und zurück.

Das dritte Trimenon – so üben Sie richtig

→ **Häufigkeit**
3- bis 5-mal pro Woche. Wer mehr machen möchte, kann 2-mal pro Woche das Grundprogramm anfügen.

→ **Dauer**
Die folgenden 8 Übungen dauern etwa 20 Minuten.

→ **Ausdauertraining**
2-mal pro Woche mindestens 45 Minuten Walken, Radfahren oder Schwimmen mit maximal 140 Pulsschlägen pro Minute.

Wendig bleiben

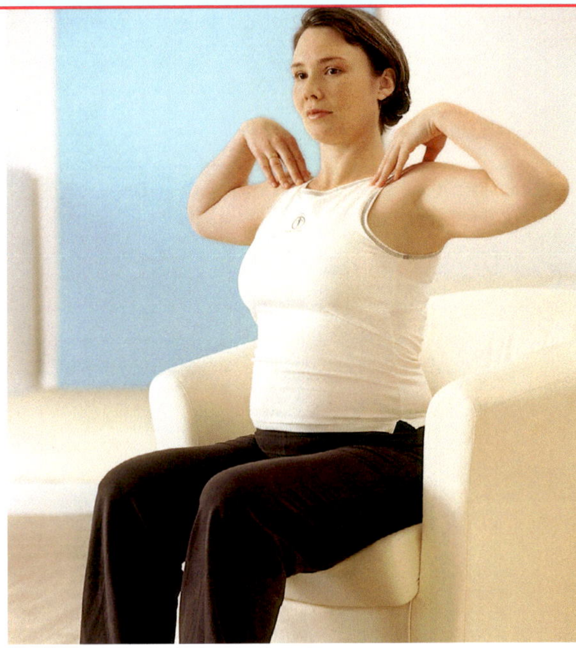

- Setzen Sie sich auf einen Hocker oder Sessel und richten Sie sich exakt auf den Sitzbeinhöckern aus. Füße und Knie stehen hüftweit auseinander; die Knie sind über den Fersen. Scham- und Steißbein nach unten, den Scheitelpunkt nach oben verlängern. Die Schultern entspannen Sie nach außen unten.

- Aktivieren Sie das Powerbecken: Den Beckenboden anspannen und hinten am Kreuzbein verankern. Vorn den Bauchnabel zum Brustbein ziehen.

- Die Arme winkeln Sie so auf Schulterhöhe an, dass die Finger auf den Schultern liegen. Nun die Ellbogen so weit wie möglich auseinander ziehen. Wenn sich dabei der obere Rücken noch mehr streckt, dann machen Sie das gut.

- Jetzt zeichnen Sie mit den spitzwinklig gebeugten Armen große liegende Achten in die Luft: Den linken Ellbogen nach hinten oben ziehen, danach den rechten Ellbogen nach hinten oben ziehen, wieder den linken, wieder den rechten ... Daraus ergibt sich eine harmonische Achterbewegung.

- Zentrum dieser gleichzeitig kraftvollen und zarten Bewegung ist die Mitte des Brustbeins. Mit 5 schönen Achterbewegungen anfangen und auf 20 steigern.

- Die Ellbogen nach hinten unten rotieren: Die Ellbogen wechseln einfach die Richtung. 20-mal wiederholen.

→ So üben Sie korrekt

Wenn Sie Schmerzen verspüren, stimmt die Grundposition nicht. Kurz entspannen und dann neu aufbauen.

→ Was diese Übung bewirkt

Die Muskeln am Brustkorb, an den Schultern und an den Armen vernetzt kräftigen. Das gibt Ihnen Kraft für die fortschreitende Schwangerschaft. Nach der Geburt profitieren Sie beim Tragen und Stillen des Kindes.

→ Gut zu wissen

Je größer der Abstand zwischen Ohren und Schultern, umso besser für die Haltung.

Panoramablick

- Behalten Sie die Grundposition von der Übung »Wendig bleiben« (Seite 87) bei und machen Sie jetzt direkt mit »Panoramablick« weiter.

- Wenn es Ihre Arme anfangs anstrengt, dann die Position lösen, die Arme ausschütteln und entspannen. Danach die Position neu aufbauen: die Arme wieder anwinkeln – mit den Fingern auf den Schultern. Scham- und Steißbein fließen nach unten, der Scheitelpunkt nach oben zur Zimmerdecke.

- Ziehen Sie die Ellbogen auseinander. Den Kopf vom Scheitelpunkt her in einem möglichst gedehnten Bogen und mit langem und gestrecktem Brustbein nach vorn einrunden (Foto links). Wenn Sie das anatomisch gut machen, spüren Sie eine Dehnung in der gesamten Bauchmuskulatur.

- Den Scheitelpunkt wieder hochziehen. Den Kopf ein bisschen mehr nach links drehen, einrunden und aufrichten. Dann noch mehr nach links, einrunden und aufrichten (Foto rechts).

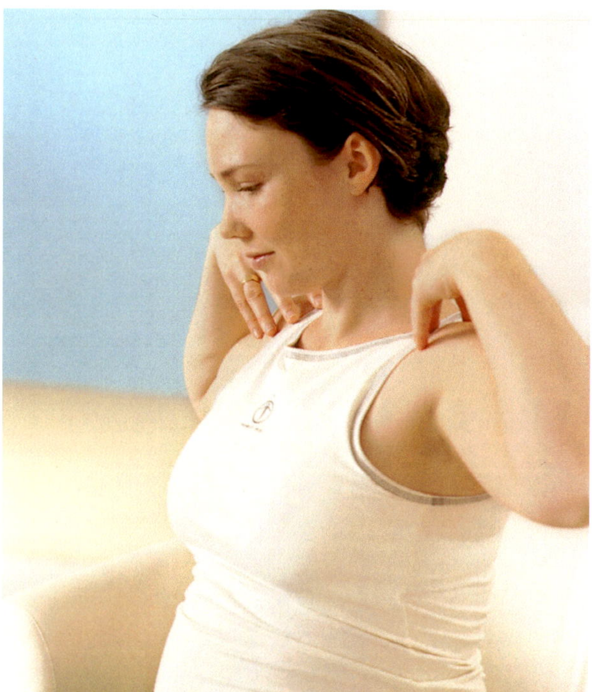

→ So üben Sie korrekt
Die Schultern gehen nicht mit. Die Hals-, Nacken- und Schädelmuskulatur arbeitet vernetzt zusammen.

→ Was diese Übung bewirkt
Dehnung, Kräftigung und Vernetzung der gesamten Hals- und Nackenmuskulatur. Mobilisierung der Halswirbel. Das wirkt einem Rundrücken entgegen und Ihr Körper lernt, wie er sich dem Kind beim Wickeln und In-den-Schlaf-Singen zuwenden kann, ohne sich bucklig zu machen.

→ Gut zu wissen
Arbeiten Sie am Computer? Lesen Sie viel? Sie können den Nutzen dieser Übung sofort in den Alltag einbauen. Eine großartige Soforthilfe bei Nackenverspannungen.

Wiederholen Sie diese Abfolge so lange, bis die Nase über der linken Schulter steht. Kommen Sie genau so wieder zurück zur Mitte.

- Dann arbeiten Sie genauso zur rechten Schulter und wieder zurück in die Mitte.
- Wenn Sie mit kleinen Bewegungen arbeiten, runden Sie den Kopf auf dieser Schulterreise insgesamt etwa 16-mal ein.

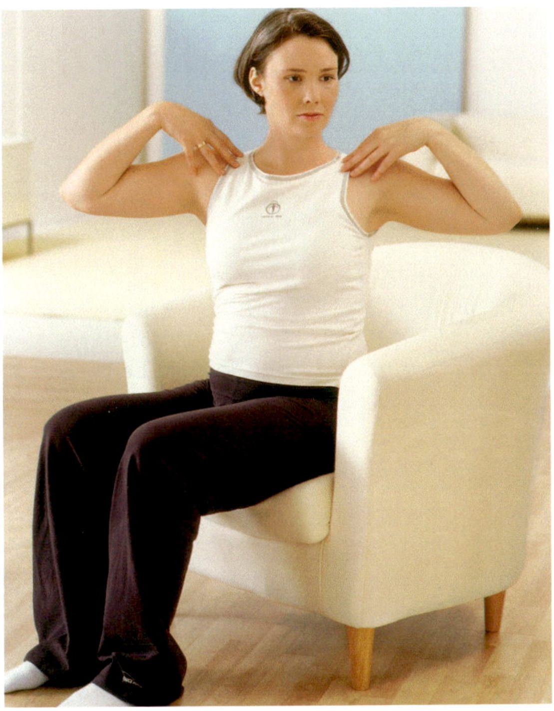

Meine Erfahrung

»Ich hatte in der Endphase meiner Schwangerschaft fast ständig Schmerzen im Kreuzbein-Bereich. Das CANTIENICA®-Training half, die Gelenke zu stabilisieren. Mit der Kraft aus dem Beckenboden konnte der Bauch einfach nicht nach vorn gezogen werden. So fand ich eine stabilere Körperhaltung.
Noch deutlicher merkte ich den Effekt zwei Tage nach der Geburt, als ich den ersten Spaziergang machte. Mir fiel auf, dass ich in leicht vorgebeugter Haltung ging, um nicht den Beckenboden zu belasten. Aber als ich dann den Beckenboden aktivierte und mich aufrichtete, ging das schon wieder. Ich musste noch etwas vorsichtig sein, aber mein Körper erinnerte sich an das Gelernte. Ich fühlte mich gleich wieder kraftvoller, dynamischer und auf dem Weg zurück zur Normalität.
Ich beobachtete die anderen Wöchnerinnen im Krankenhaus: Sie schlichen alle nach vorn gebeugt, während ich schon wieder aufrecht und flott gehen konnte.«

Silke S., Düsseldorf

Leicht in Seitenlage

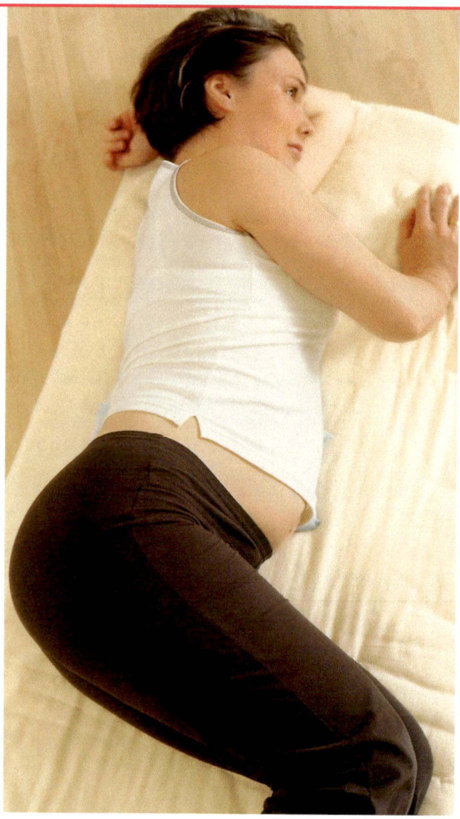

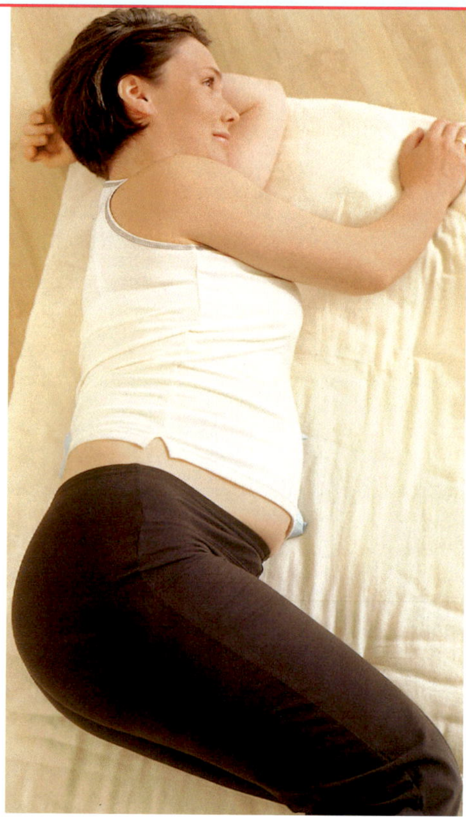

- Nehmen Sie die Seitenlage ein und legen Sie ein Kissen oder einen leicht aufgepusteten Luftballon unter die Taille (Foto oben links). Wer sich schon ein bisschen schwer fühlt, kann auch ein Kissen oder einen leicht aufgepusteten Luftballon zwischen die Knie setzen.

- Beine vorm Körper anwinkeln, Ober- und Unterschenkel bilden einen rechten Winkel.

- Den Kopf auf den Unterarm legen. Die Schultern nach außen unten senken, den Scheitelpunkt lang ziehen. Scham- und Steißbein in die Gegenrichtung dehnen. Die Hüftknochen und die Schultergelenke stehen fast vertikal übereinander.

- Wenn Sie sich schön aufspannen, fühlt sich auch die belastete Schulter ultraleicht an. Legen Sie eventuell ein kleines Kissen unter den Kopf.

Phase 1

Die Sitzbeinhöcker zusammenziehen und diagonal atmen: Durch den linken Sitzbeinhöcker einatmen und durch die rechte Schulter aus-

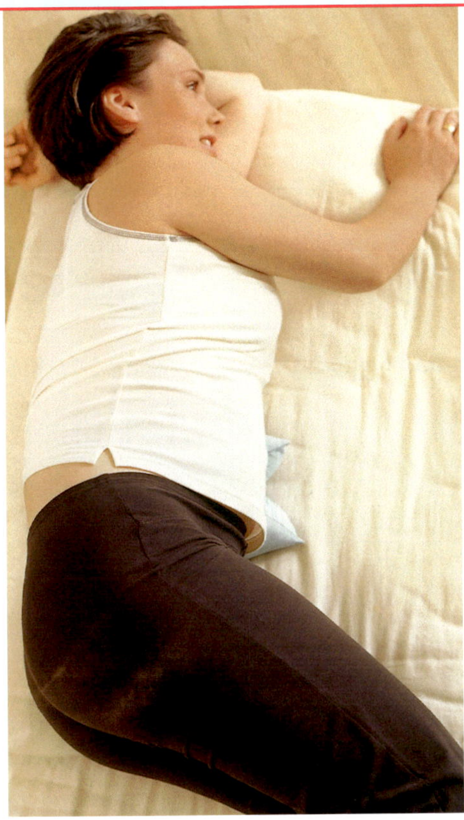

→ **So üben Sie korrekt**
Wenn die Schulter, auf der Sie liegen, schmerzt, haben Sie die Position nicht sauber aufgebaut. Bauen Sie die Übung von Anfang an noch einmal neu auf. Der Rücken ist in jeder Phase aufgespannt. Der Bauch wird nicht gestaucht.

→ **Was diese Übung bewirkt**
Die Seitenlage ist eine entspannende Geburtshaltung in der Austreibungsphase und sie verletzt den Damm am wenigsten. Jetzt üben: Das bereitet auf den Ernstfall vor.

→ **Gut zu wissen**
SOS-Übungen nach Anstrengungen oder bei Rückenschmerzen.

atmen. Dann umgekehrt durch den rechten Sitzbeinhöcker ein- und durch die linke Schulter ausatmen. Mit jeder Seite dreimal atmen.

• Phase 2

Die Sitzbeinhöcker nach hinten oben ziehen, wieder in die Mitte, dann nach vorn oben, zurück in die Mitte, nach hinten oben, in die Mitte ... (Fotos von links nach rechts). Wichtig: Das ist eine gedehnte Schaukelbewegung. Der Rücken bleibt aufgespannt, auch der Bauch ist gedehnt. Das Becken gewinnt die Geschmeidigkeit aus dieser Aufspannung.

Tiger-Stretch

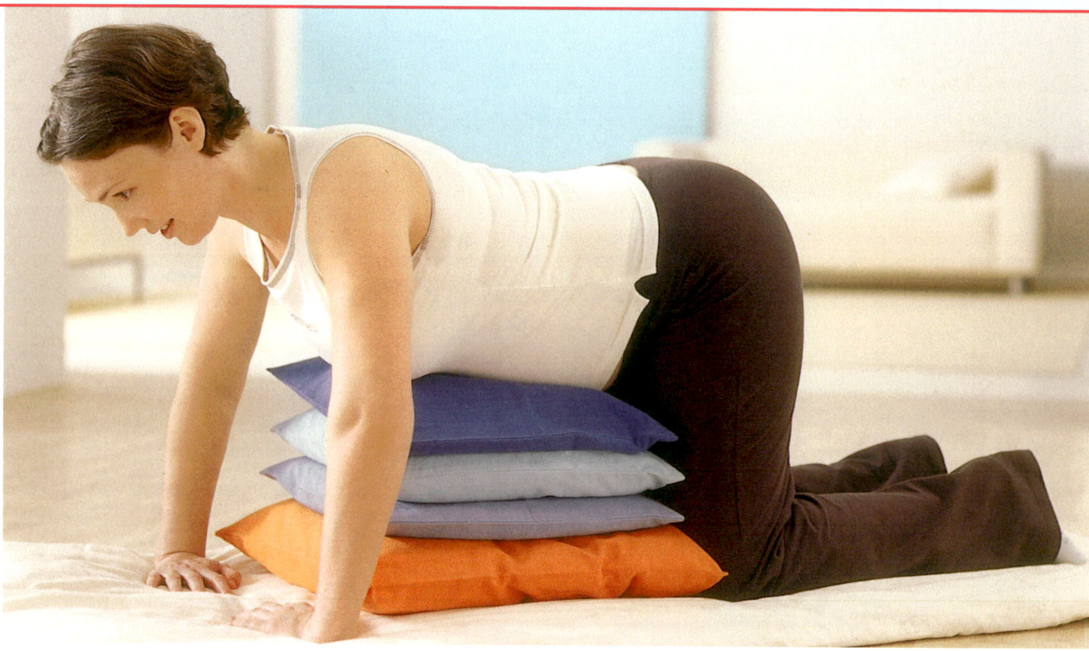

- Viele Schwangere nehmen für diese Übung gern einige Kissen oder einen mittelgroßen Softball als »Bauchstütze«. Sie können aber auch wie auf dem Foto (rechts) ohne eine solche Unterlage arbeiten.

- Knien Sie auf einer Matte; Füße und Knie hüftweit auseinander. Die Hände legen Sie auf den Boden: Sie zeigen nach innen, mit den Fingerspitzen zueinander. Die Hände befinden sich direkt unter den Schultern. Richten Sie jetzt die Knie unter den Hüften aus.

- Setzen Sie die Schultern nach außen unten, die Ellbogen leicht anwinkeln und auseinander ziehen. Dehnen Sie Scham- und Steißbein nach hinten und den Scheitelpunkt nach vorn, damit Ihr Rücken aufgespannt und leicht ist.

- **Phase 1**

Sie arbeiten jetzt ganz subtil am Skelett: Durch den linken Sitzbeinhöcker einatmen, beim Ausatmen die Muskeln des rechten Oberarmes ausdrehen ohne (!) an der Position irgendetwas zu verändern. Anschließend durch den rechten Sitzbeinhöcker einatmen und beim Ausatmen die Muskeln des linken Oberarmes ausdrehen. Jede Seite fünfmal.

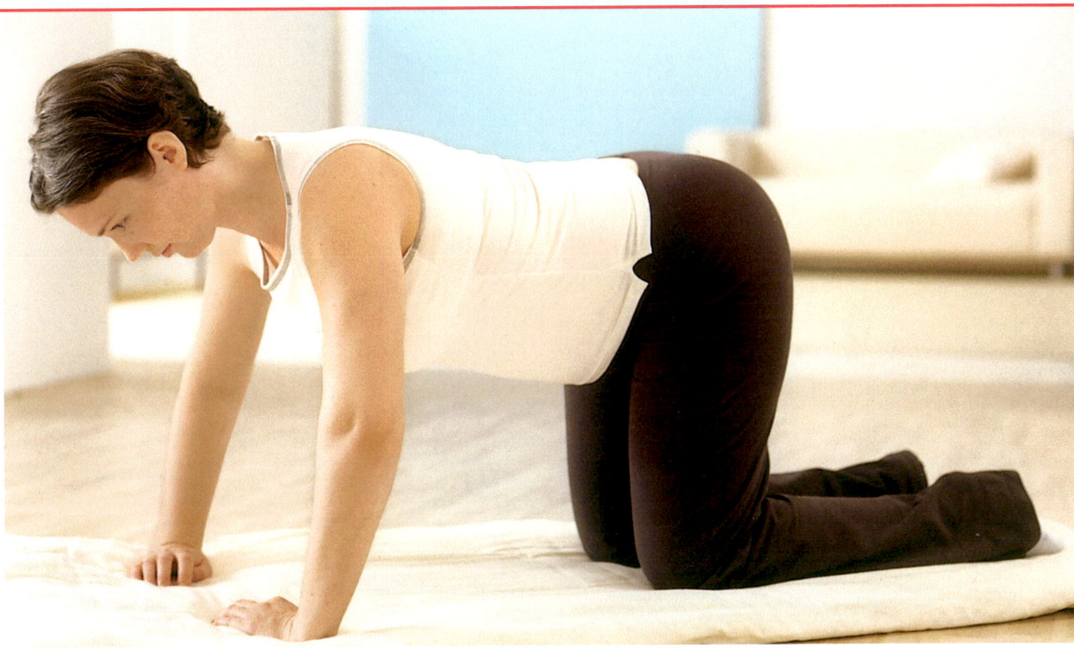

Phase 2

Schieben Sie die Sitzbeinhöcker nach hinten oben und aktivieren Sie den Beckenboden kraftvoll. Scham- und Steißbein nach hinten verlängern, bis der Rücken wieder gerade und aufgespannt ist. Der Scheitelpunkt zieht gleichzeitig nach vorn. Die Rippen sind entspannt. Der Nacken bildet Grübchen. Zehnmal wiederholen.

→ So üben Sie korrekt

Beim Ganzkörperstretch aufhören, bevor das Becken kippt! Der Rücken macht sich hohl, aber nicht rund. (Das kommt in der nächsten Übung.) Achten Sie auch auf Nacken und Kopf, sie bleiben in der harmonischen Verlängerung der Wirbelsäule. Der Hals soll weder vorn noch hinten Falten werfen.

→ Was diese Übung bewirkt

Die Aufspannung vergrößern.

→ Gut zu wissen

Der Tiger-Stretch ist eine wunderbare Entlastung für die Bandscheiben, denn sie können sich ausdehnen.

Dehnbarer Rücken

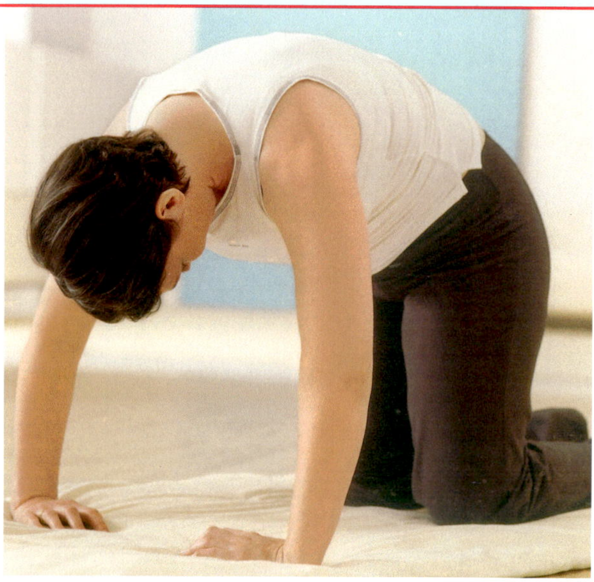

→ **So üben Sie korrekt**

Die Wirbelsäule bleibt in ihrer Länge erhalten: Keinen Rundrücken machen und nicht die Wirbelsäule nach oben drücken! Die schöne, gedehnte Wölbung kommt vom Einrunden der beiden Pole Becken und Kopf.

→ **Was diese Übung bewirkt**

Dehnung und Geschmeidigkeit für Wirbel und Bandscheiben. Reaktionsfähigkeit für das Becken und seinen Boden.

→ **Gut zu wissen**

Diese Übung macht Ihre Wirbelsäule elastisch und geschmeidig wie ein junger Bambus im Wind.

- Diese Übung schließt direkt an die Endposition aus »Tiger-Stretch« (Seite 92/93) an.

- Aktivieren Sie den Beckenboden und richten Sie das Becken auf, indem Sie Wirbel um Wirbel in Richtung Scheitelpunkt ziehen und so die Wirbelsäule ausrichten. Dabei die Rippen leicht hochziehen (Richtung Wirbelsäule) und entspannen.

- Einen Tigerinnenbuckel machen: Den Beckenboden noch mehr aktivieren und die Sitzbeinhöcker zu den Kniekehlen nach hinten unten ziehen. Im Gegenzug den Scheitelpunkt nach vorn unten dehnen und so den ganzen Oberkörper in einen harmonischen C-Bogen runden. Kurz halten, dann die Sitzbeinhöcker wieder gerade nach hinten und den Scheitelpunkt gerade nach vorn in die Ausgangslage zurückstrecken. Weiter einrunden, strecken, einrunden ...

- Sobald Sie mit der Bewegung vertraut sind, kombinieren Sie sie mit dem Atem: Mit einen langen, tiefen Atemzug einrunden, mit dem Ausatmen dehnen. Beim Einatmen aktivieren Sie den Beckenboden, beim Ausatmen lassen Sie los. Je nach Ihrer Tagesform wiederholen Sie fünf- bis zehnmal.

Das Kreuz entlasten

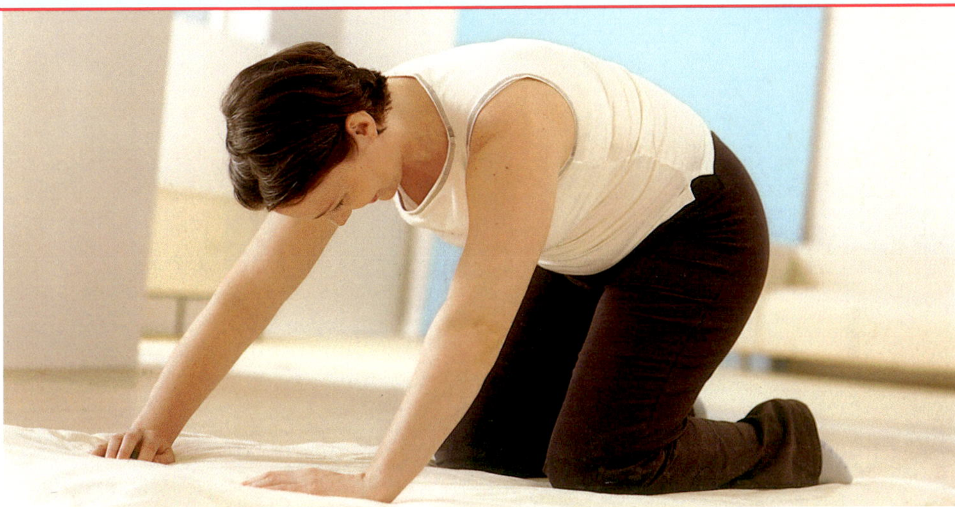

- Sie schließen mit dieser Übung direkt an »Dehnbarer Rücken« (Seite 94) an: zurück in die vertikale Dehnung. Dann das Gesäß nach hinten zu den Waden verschieben, ohne die Position der Hände zu verändern. Die Schultern kommen hinter die Arme.

- Ziehen Sie die Sitzbeinhöcker zusammen. Scham- und Steißbein nach hinten unten und gleichzeitig den Scheitelpunkt nach vorn unten dehnen.

- Der Rücken biegt sich. Schwerpunkt der Dehnung sind die Lendenwirbel. Der Bogen ist weich und offen. Zwischen den Wirbeln bleibt Raum.

- Scham- und Steißbein nach hinten und den Scheitelpunkt nach vorn dehnen, damit der Rücken sich wieder gerade anfühlt.

- Mit der Atmung koordinieren und in einer fließenden, nicht zu langsamen Bewegung »von den Enden her« einrunden und wieder dehnen. Beim Einatmen aktiviert sich die Beckenbodenmuskulatur, beim Ausatmen löst sie sich vollkommen. Fünfmal wiederholen, mit geradem, gedehntem Rücken aufhören.

→ So üben Sie korrekt

Ziehen Sie den Kopf nicht ein! Am höchsten Punkt der Einrundung innehalten, die Wirbelsäule erfühlen und zurück in die Ausgangslage.

→ Was diese Übung bewirkt

Diese Position dehnt die Lendenwirbelsäule und den unteren Rücken. Der Beckenboden arbeitet intensiv. Die Haltung ist für viele die angenehmste dieser Übungsserie.

→ Gut zu wissen

Wenn sich der nach hinten versetzte Katzenbuckel lang und leicht anfühlt, machen Sie es genau richtig.

Schulterpower

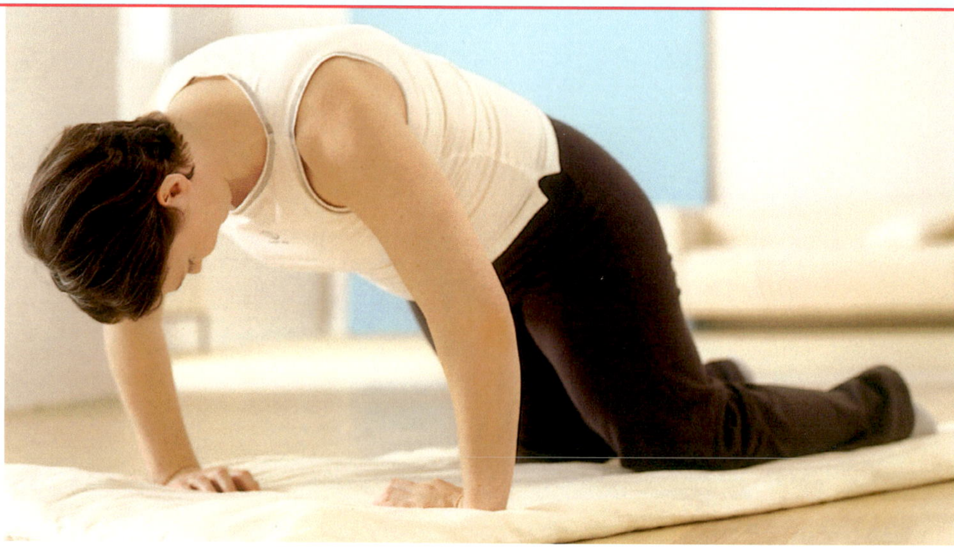

- Direkt aus Übung » Das Kreuz entlasten« (Seite 95): Den Oberkörper lang dehnen, dann nach vorn schieben, ohne die Position der Arme zu verändern. Die Schultern stehen jetzt vor den Händen.

- Spannen Sie den Beckenboden an. Ziehen Sie das Steißbein nach hinten unten und runden Sie im Gegenzug den Scheitelpunkt nach vorn unten ein. Das Brustbein lassen Sie Richtung Wirbelsäule einsinken. Wieder strecken, einrunden ... insgesamt fünfmal.

- Diese Position ist für die meisten am Anfang sehr anspruchsvoll, weil der Balancepunkt verschoben ist. Die Schultern können nicht mitarbeiten. Die Bewegung muss aus dem unteren Rücken und dem Beckenboden kommen. Der Kopf hängt entspannt und in der Verlängerung des Rückenbogens. Die Ellbogen zart zur Seite ziehen. Behutsam und fließend zurück in die Ausgangslage.

→ So üben Sie korrekt

Diese Variante finden viele am Anfang schwierig, ungewohnt. Wenn Sie beim ersten Versuch nur ein bis zwei saubere Aufspannungen schaffen, ist das in Ordnung. Dann einfach aufhören. Beim nächsten Training schaffen Sie es viermal.

→ Was diese Übung bewirkt

Beweglichkeit, Geschmeidigkeit, Kraft und Reaktionsvermögen.

→ Gut zu wissen

Diese Variante löst Blockaden im Schultergürtel auf und entspannt den Nacken ungemein.

Glücksschaufel

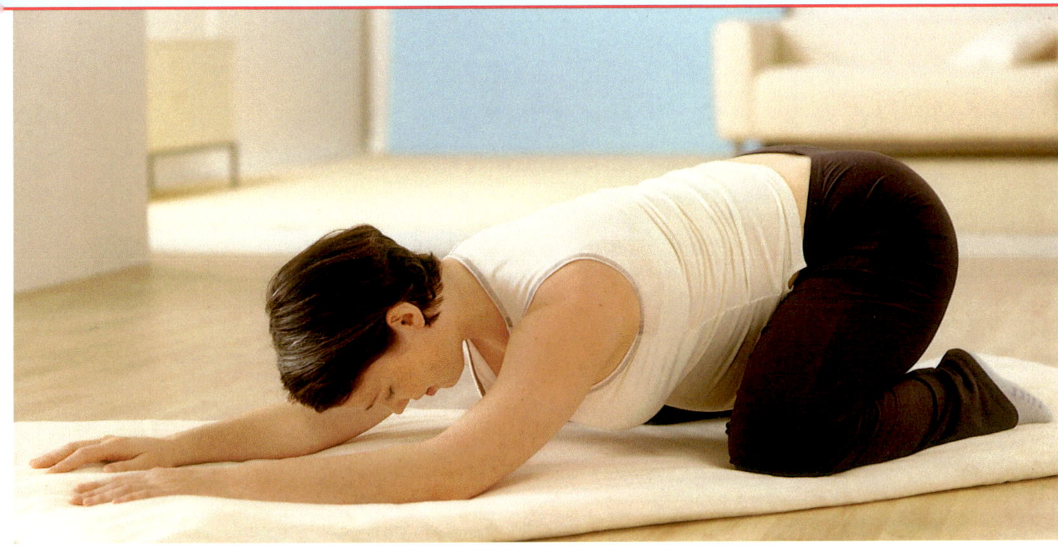

- Direkt aus »Schulterpower« (Seite 96) weitermachen. Der Bauch ist nicht unterlegt. Wenn er mehr Platz braucht, grätschen Sie die Beine leicht. Die Unterarme legen Sie parallel zur Schulter auf den Boden. Der Rücken kommt so in Schräglage.

- Die Sitzbeinhöcker nach hinten oben schieben, den Scheitelpunkt nach vorne unten ziehen. Wirbelsäule und Nacken sind gerade aufgerichtet. Ziehen Sie das Schambein kräftig nach hinten oben und dehnen Sie den Bauchnabel zart in Richtung Brustbein.

- Mit dem Beckenboden pulsieren: aktivieren, lösen, aktivieren, lösen ... mit 5-mal Pulsieren anfangen, auf 30 Pulse steigern.

- Zum Abschluss senken Sie das Gesäß in Richtung Fersen und laufen mit den Händen am Boden nach vorn. Und anschließend entspannen Sie sich.

→ So üben Sie korrekt

Das Becken nicht kippen, sondern vollkommen aufgerichtet halten! Der Rücken bleibt aufgespannt und gerade.

→ Was diese Übung bewirkt

Kraft für Rücken und Becken. Entlastet den Muttermund, falls sich das Kind zu früh auf den Weg macht.

→ Gut zu wissen

Der Beckenboden macht die ganze Arbeit; folgen Sie einfach nur den Sitzbeinhöckern. Der Rücken ist aufgespannt und ruhig.

Geburtsvorbereitung

Sind Sie nervös? Kribbelig? Das ist ganz normal. Denn jetzt bereiten Sie die Hormone auf das große Ereignis Geburt vor, Botenstoffe machen Sie wach und sprungbereit. Vertrauen Sie sich, Sie sind jetzt in Topform, das Kind kann kommen.

Das Kraftkonto haben Sie aufgefüllt. Jetzt ist es an der Zeit, die Mentalreserven anzulegen. Unternehmen Sie Dinge, die in der nahen Zukunft zu kurz kommen werden: ins Theater oder ins Kino gehen, ein schönes Konzert hören, Freunde treffen, lesen, eine Massage genießen, ein Besuch bei der Kosmetikerin oder beim Friseur oder shoppen gehen. Machen Sie alles, was das Herz nährt und die Glückshormone jubilieren lässt.

Was jetzt im Körper geschieht

Der Atem wird kurz: Die Atemübungen helfen Ihnen, Ihre Mitte und die Ruhe wieder zu finden. Wenn der Kreislauf verrückt spielt, dann schafft ein schöner, langer Spaziergang Abhilfe.
Die Psyche ist durcheinander. Das ist ganz natürlich. Nehmen Sie sich Zeit für sich und Ihre Gefühle. Sprechen Sie mit dem Liebsten, der Freundin, der Mutter. Oder führen Sie Gefühlstagebuch – das wird in ein paar Jahren ein wunderschönes Geschenk fürs Kind. Senkwehen kündigen die nahende Geburt an. Sie sind eine gute Möglichkeit, den schnellen Wechsel von Anspannung und Entspannung, Kraft und Loslassen zu trainieren. Geburt ist ein dynamischer Vorgang. Schmerzen gehören dazu, sie sind Signale an den Körper, mit entsprechenden Bewegun-

Tipp

Die Extraportion Protein ist jetzt wichtig. Sie verhindert die Entstehung einer Präeklampsie oder EPH-Gestose: übermäßige Eiweißausscheidung im Urin, vermehrte Wassereinlagerungen an Beinen, Händen und im Gesicht sowie Bluthochdruck. Sobald Sie Anzeichen übermäßiger Wasseransammlungen beobachten, essen Sie weniger Kohlenhydrate und mehr Proteine. Gehen Sie zum Arzt zur Kontrolle. Weitere Warnsignale sind Oberbauchschmerzen, Kopfschmerzen, Augenflimmern, allgemeine Unruhe, Benommenheit und Bewusstseinsstörungen.

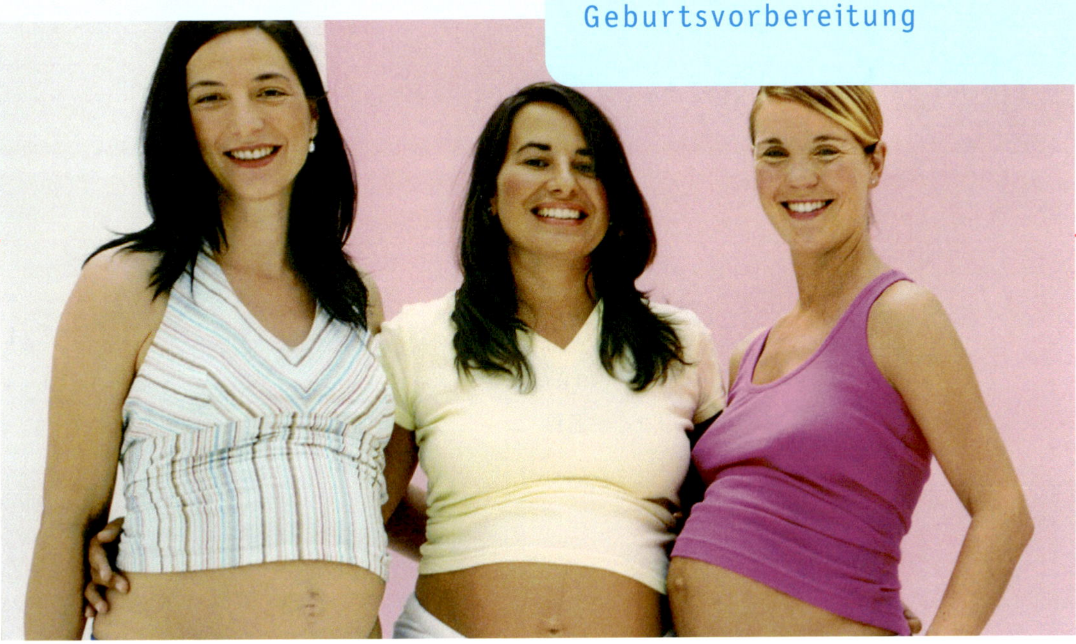

Genießen Sie es, jetzt viel Zeit für sich selbst und für Unternehmungen mit Freundinnen zu haben.

gen zu reagieren, zu schieben, zu entspannen und den Atem anzupassen.

Bleiben Sie aufrecht

Die aufrechte Haltung erleichtert die Atmung und unterstützt die Durchblutung. Mutter und Kind werden optimal versorgt. Die aufrechte Haltung während der Geburt ermöglicht es den Muskeln, das Kind auf seiner ersten großen Reise massierend zu begleiten. Ihre Disziplin der letzten Monate bringt Ihnen jetzt die reiche Frucht: Kraft, Mut und Durchhaltevermögen.

Im Team geht's leichter

Tun Sie sich mit anderen schwangeren Frauen zusammen, um gemeinsam etwas zu unternehmen wie tanzen oder schwimmen. Das ist auch jetzt möglich und macht zu mehreren viel Spaß. Die gegenseitige Motivation hilft vor allem in den grauen, nass-

Geburtsvorbereitung – so üben Sie richtig

→ **Häufigkeit**
Ab dem letzten Drittel der Schwangerschaft 3-mal pro Woche oder nach persönlichem Bedürfnis auch öfter. Die Übungen können mit jenen des dritten Trimenons kombiniert und ergänzt werden.

→ **Dauer**
Die 8 Übungen (ab Seite 104) dauern etwa 20 Minuten.

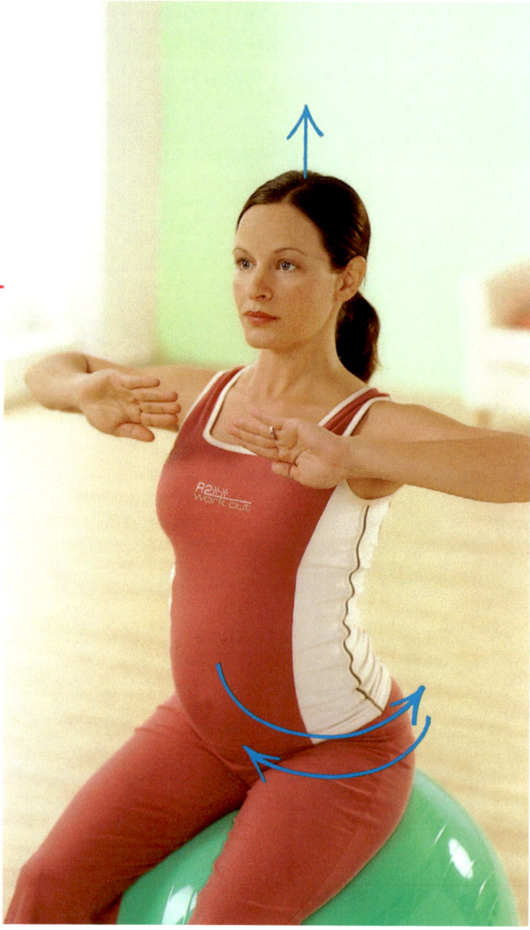

Mit dieser Atemübung entspannen Sie bewusst die Muskeln und die Organe.

kalten Jahreszeiten. Und eine schwangere Freundin hat auch Verständnis für Stimmungsschwankungen.

Erntezeit

Jetzt können Sie die Früchte Ihrer Atemmeditationen ernten und Ihre Muskeln und Organe bewusst entspannen. Die Geburt ist körperlich und mental aktive Arbeit. Sie haben neun Monate Kraft, Beweglichkeit, Stabilität und die Fähigkeit zur Entspannung und Erholung trainiert und können schnell auf die Vorgänge reagieren.
Setzen Sie sich auf einen Gymnastikball, die Beine leicht gegrätscht. Großzehengrundgelenke und Fersen gut verankern. Die Knie über den Fersen ausrichten. Auf den Sitzbeinhöckern ausrichten und aufspannen.

- **Phase 1**

Beim Einatmen die Sitzbeinhöcker nach hinten dehnen und weit öffnen, der Ball rollt einige Zentimeter mit. Ausatmen und offen bleiben. Einatmen und die weit geöffneten Sitzbeinhöcker nach vorn rollen. Dann ausatmen; zehnmal wiederholen.

- **Phase 2**

Richten Sie sich wieder auf. Einatmen und den linken Sitzbeinhöcker auf dem Ball nach links schieben. Jetzt ausatmen und aufrichten. Einatmen und den rechten Sitzbeinhöcker nach rechts schieben. Ausatmen und aufrichten. Jede Seite fünfmal wiederholen.

- **Phase 3**

Im Sitzen oder Liegen: durch das Brustbein einatmen, durch die Sitzbeinhöcker ausatmen; fünfmal wiederholen.

- **Phase 4**

Durch den Bauchnabel einatmen, durch die Sitzbeinhöcker ausatmen; fünfmal.
Bevor Sie zurück in den Alltag gehen, bitte unbedingt fünf- bis zehnmal die Powerbe-

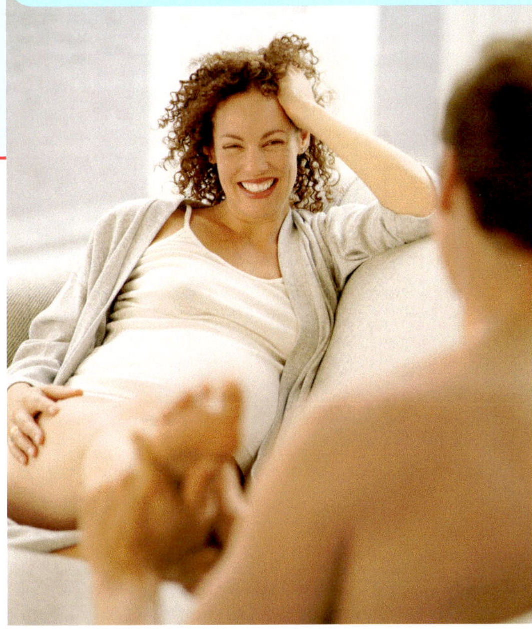

cken-Atmung machen: Beim Einatmen die Sitzbeinhöcker zusammenziehen, beim Ausatmen leicht angezogen halten.

Vertrautheit

Sie sind jetzt buchstäblich die Nabelschnur der Welt. Lassen Sie sich nicht von der Geburt überrumpeln. Bestimmen Sie jetzt, wen Sie dabei haben möchten und wer welche Aufgaben übernimmt. Warten Sie nicht bis zum letzten Augenblick, dann ist es zu spät. Und warten Sie nicht darauf, dass jemand Sie fragt: »Was kann ich dir Gutes tun?« Sorgen Sie dafür, dass es so geschieht, wie Sie es brauchen. Geburt ist ein Knochenjob. Ihr Körper wird Ihnen alle Hormone und Endorphine zur Verfügung stellen, die Sie für die Höchstleistung brauchen. Stellen Sie für diese »Mount-Everest-Besteigung« die ideale Seilschaft zusammen, ein Team, das Sie unterstützt, anfeuert, motiviert, beruhigt und bei Laune hält. Wählen Sie gut. Wenn der werdende Vater kein Blut sehen kann, so wird er keine große Hilfe sein. Bitten Sie eine Freundin, die schon geboren hat und weiß, was auf Sie zukommt.
Will der Partner dabei sein? Sagen Sie ihm klipp und klar, er soll die Ohnmacht auf später verschieben. Sie zählen auf ihn. Sie brauchen ihn. Er soll sich auch fit halten. Und er soll doch bitte nüchtern bleiben. Feiern mit den Freunden kommt nachher.

Sprechen Sie mit Ihrem Partner auch über die Rolle, die er bei der Geburt einnehmen will.

Die Hauptprobe

Üben Sie Berührungen und unterstützende Handreichungen vorher. Geben Sie Feedback, damit der Partner weiß, was Sie mögen, wie viel Druck, wie viel Zug, wie viel Nähe oder wie viel Distanz. Bereiten Sie ihn darauf vor, dass Sie in der Extremsituation Bärenkräfte haben – und brauchen. Ja, eine Geburt ist ein Wunder. Und dieses Wunder kann schon sprachlos machen, aber ein sprachloser Geburtscoach ist Ihnen auch keine große Hilfe. Er kann staunen und gleichzeitig auch fragen, was Sie brauchen. Proben Sie die Sprache vorher, Sie werden und dürfen ihn anschreien, er muss Sie motivieren, berühren, streicheln, anfassen, unterstützen – und loben. Loben. Loben!

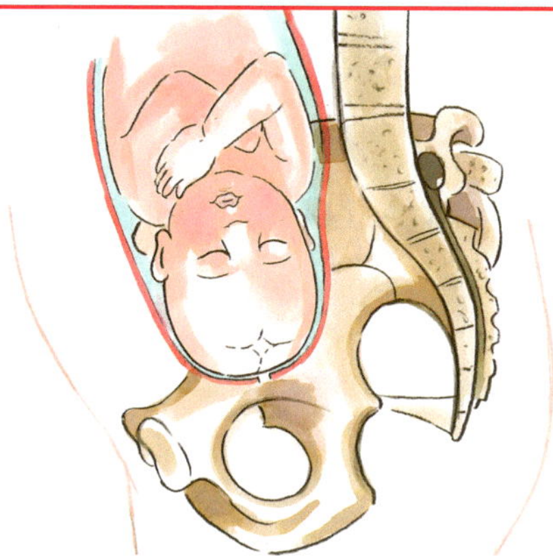

Eröffnungsphase: Das Köpfchen sitzt fest auf dem kleinen Becken.

Die größte Reise von allen

Die Geburt verläuft in drei Phasen: Eröffnungs-, Übergangs- und Endphase. Alle drei verlangen viel Kraft und Arbeit von Ihnen. Ein gut trainiertes Becken und eine kraftvolle Tiefenmuskulatur bilden dafür eine gute Basis. Alle Übungen des CANTIENICA®-Schwangerschaftstrainings mobilisieren zudem die Beweglichkeit der Beckenknochen und -gelenke, und das ist während der Übergangs- und Endphase sehr nützlich: Einerseits hilft sie dem Kind, die ideale Startposition im doch relativ kleinen Becken zu finden. Andererseits schützt die Geschmeidigkeit von Knochen, Bändern und Faszien den Körper der Mutter. Die Beckenknochen haben mehr Spielraum und können ausweichen, entgegenkommen, sich anpassen sowie zurückfinden. Auch Kreuzbeingelenke, Schambeinfuge und Hüftgelenke profitieren von dieser Beweglichkeit.

Die Eröffnungsphase

Die Phase kurz vor der Geburt ist ein Wechselspiel zwischen Anspannung und Loslassen, während der sich der Muttermund immer weiter öffnet. Ein trainierter Beckenboden und eine aufrechte Atmung unterstützen bewusst das Kommen und Gehen der Eröffnungswehen sowie das Anspannen und Lösen der Gebärmutter.

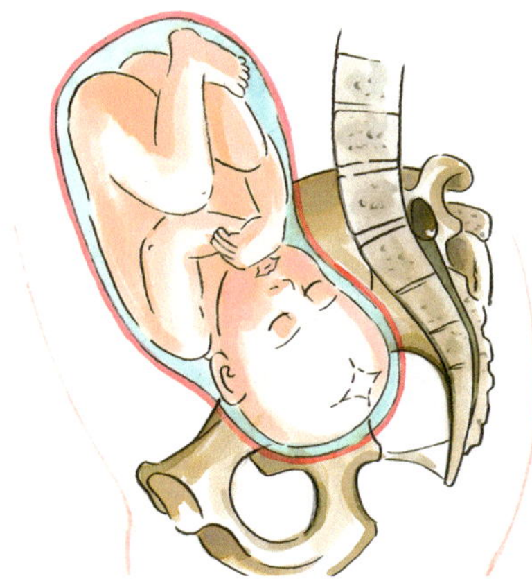

Übergangsphase: Kraft und Entspannung helfen dem Baby durch die Enge des Beckens.

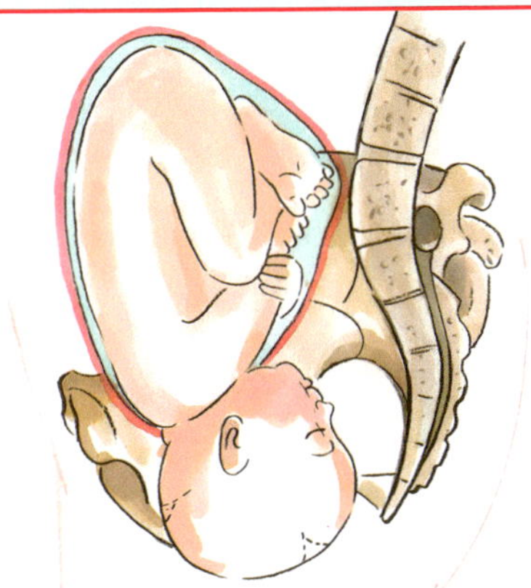

Endphase: Vor der letzten Hürde bahnt sich das Köpfchen den Weg nach draußen.

Die Übergangsphase

Der Muttermund hat sich zum größten Teil geöffnet. Jetzt wird es eng. Der Kopf Ihres Kindes ist gebeugt und zu einem Viertel gedreht; die Schultern sind ebenfalls gebeugt. So tritt das Kind seinen engen Weg nach draußen an. Ist die tiefe Bauch- und Beckenmuskulatur stabil, bildet sie kräftige, massierende und unterstützende Seitenwände. Es entsteht ein starker Sog, durch den die Mutter sicher spürt, wie, wo und wann sie ihre Kraft einsetzen muss.

Die Endphase

Nachdem das Köpfchen eine weitere Vierteldrehung unternommen hat, steckt es nun im Beckenboden wie in einem Rollkragen aus Muskeln. Jetzt ist pure Kraft gefragt, um das Kind das letzte Stück hinauszuschieben. Die tiefe Bauchmuskulatur hilft, jede Wehe so kraftvoll wie möglich und so kraftsparend wie nötig zu nutzen.

Der Durchtritt

Der schwierigste Teil der Reise liegt hinter dem Kind. Und hinter Ihnen. Bleiben Sie während der Durchtritt-Phase weit und offen, atmen Sie tief durch den Mund aus. Die kindliche Schulter macht derweil eine Vierteldrehung und dann kommt der Rest des kleinen Körpers im Eiltempo ans Licht. Das Wunder ist geschehen, Ihr Kind ist da. Die Schmerzen und die Erinnerung daran sind schlagartig vorbei. Jetzt ist Einander-Kennen-Lernen angesagt.

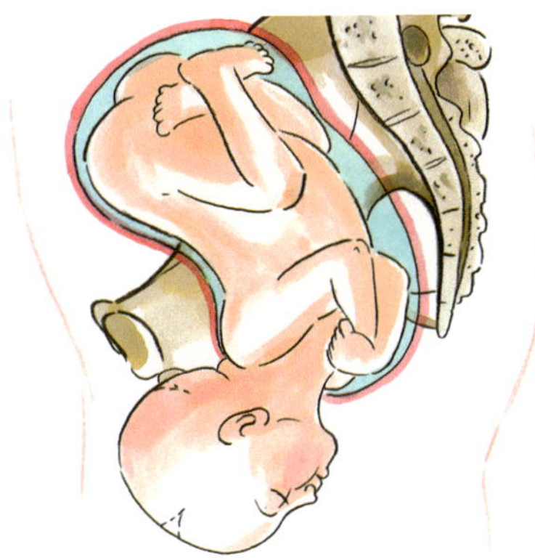

Durchtritt: Hat der Kopf es geschafft, folgt der kleine Körper fast von allein.

Bewusst aufrecht

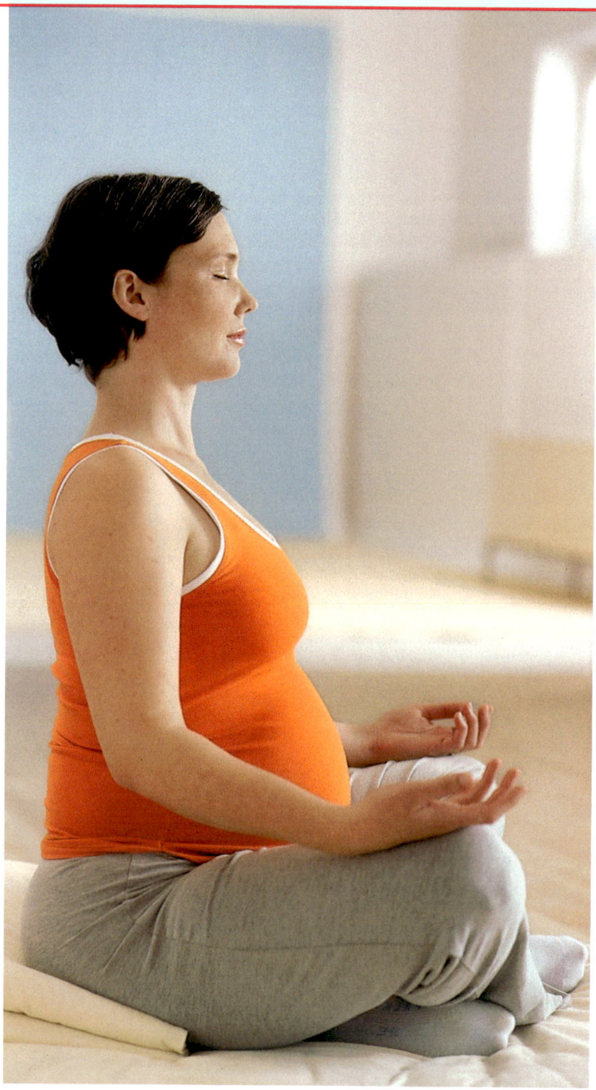

- Nehmen Sie im Schneidersitz auf einem Meditationskissen Platz. Wenn nötig, legen Sie das Kissen unter die Knie, damit Sie sich entspannen können.

- Die Sitzbeinhöcker zuerst in das Meditationskissen schieben, dann näher zueinander ziehen. Die automatische Aufrichtung des unteren Rückens bewusst aufnehmen und bis zum Scheitelpunkt aufspannen.

→ So üben Sie korrekt

Die Schultern nicht hochziehen, sie bleiben entspannt. Wechseln Sie zwischen den Phasen die Beinstellung, damit nicht immer das gleiche Bein vorn oder hinten liegt.
Sie sind aufgespannt und entspannt zugleich. Wenn Sie spüren, dass Sie sich verkrampfen, dann den Oberkörper einrunden, entspannen und wieder aufrichten.

→ Was diese Übung bewirkt

Aufgespannt atmen, ohne wie ein Blasebalg größer und wieder kleiner zu werden. Den Beckenboden so dynamisch trainieren, dass er situationsgerecht und automatisch das Angemessene macht: sich beim Husten, Lachen oder Niesen schützend schließt und sich beim Gebären öffnet, öffnet, öffnet ...

→ Gut zu wissen

Die Übung eignet sich zur Entspannung zwischen den Wehen.

- Die Füße stehen aktiv auf der Außenkante; sie werden also nicht wie im Yoga fallen gelassen, sondern Sie arbeiten mit aufgerichteten Fersenbeinen und aktiv verschraubter Beinmuskulatur.

- In der Vorstellung die Oberschenkel »verlängern«: Ein Sitzbeinhöcker zieht nach hinten, die Kniescheibe nach vorn. Das Bein wird zwar dadurch nur wenige Millimeter länger, aber genau diese Millimeter kommen den Gelenken zugute. Schenkel nach außen ausdrehen. Mit dem anderen Bein verfahren Sie genauso.

- **Phase 1**

Die Sitzbeinhöcker loslassen und die Hände entspannt auf die Oberschenkel legen. Nun stellen Sie sich vor, Sie zeichnen mit dem Scheitelpunkt klitzekleine Achtergirlanden in die Luft, immer höher, immer höher.

- **Phase 2**

Wenn Sie nicht weiter wachsen können, halten Sie inne. Einatmen und die Sitzbeinhöcker aktivieren. Den Atem durch die Wirbelsäule ziehen und durch den Scheitelpunkt ausatmen. Dreimal wiederholen.

- **Phase 3**

Jetzt arbeiten Sie umgekehrt: Durch den Scheitelpunkt einatmen und den Atem durch die Wirbelsäule nach unten leiten. Ohne (!) kleiner zu werden, ausatmen und die Sitzbeinhöcker bewusst öffnen. Dreimal wiederholen.

- **Phase 4**

Im Wechsel atmen: von unten nach oben, dann von oben nach unten. Zehnmal wiederholen.

Meine Erfahrung

»Die erste Geburt war furchtbar. Ich fühlte mich kraftlos und dem Wehenschmerz nicht gewachsen. Obwohl wir zu Hause mit einer liebevollen Hebamme entbunden haben, war ich völlig überfordert und nicht mehr Herrin über meinen Körper. Er machte, was er wollte, und ich konnte damit nicht umgehen. Ich empfand mich als schwach und mutlos und war mir sicher, so eine Geburt nicht noch einmal überstehen zu können.
Zur Rückbildung ging ich in ein CANTIENICA®-Studio. Hier fand ich rasch zu meiner vorherigen Kondition und Form zurück und blieb auch während der zweiten Schwangerschaft dabei. Diesmal verlief die Geburt völlig anders. Ich war fähig, auf die Signale meines Körpers zu achten, ich konnte die Kraft der Wehen gezielt einsetzen und erlebte insgesamt die Geburt als ein von mir gesteuertes Erlebnis. Und das, obwohl die Geburt sehr lang dauerte und das zweite Kind wesentlich schwerer war als das erste.«

Monika K., Memmingen

Geschmeidig sein

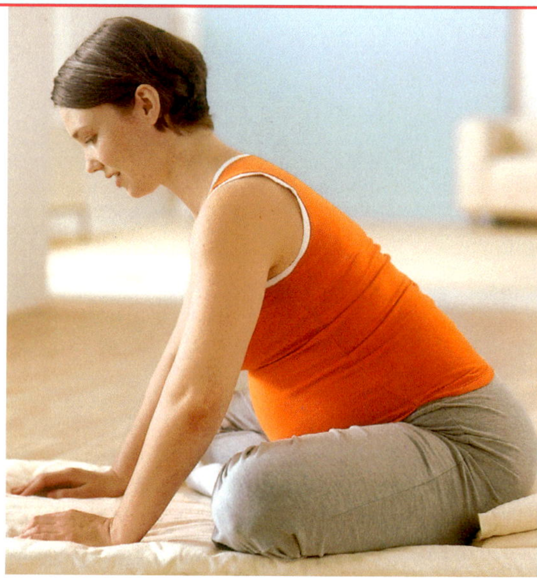

- Sie sind wieder im Schneidersitz – je nach Beweglichkeit entweder direkt auf einer Gymnastikmatte oder noch zusätzlich auf einem Meditationskissen. Das Becken aufrichten, den Rücken aufspannen und die Schultern nach außen unten setzen.

- Die Sitzbeinhöcker zuerst in das Meditationskissen schieben und danach näher zueinander ziehen. Sie spüren, wie sich der untere Rücken automatisch aufrichtet. Spannen Sie sich bis zum Scheitelpunkt auf.

- Die Füße stehen aktiv auf der Außenkante mit aufgerichteten Fersenbeinen.

→ **So üben Sie korrekt**
Die Wirbelsäule bleibt aufgespannt und bildet einen harmonischen C-Bogen beim Einrunden.

→ **Was diese Übung bewirkt**
Einrunden, ohne Zwerchfell und Bauch einzuengen. Die Beckenatmung trainieren.

→ **Gut zu wissen**
Sie lernen, dass die Geschmeidigkeit des Beckens nicht auf Kosten des Rückens geht. In dieser »Sitzbeinhöcker-Wiege« bleiben die Rückenmuskeln lang und gedehnt.

• Phase 1

Den Oberkörper pfeilgerade nach vorn neigen und die Hände vorm Körper aufstützen (Foto links).

• Phase 2

Einatmen und den Beckenboden aktivieren. Aus der Beckenbodenkraft heraus den unteren Rücken einrunden. Das Steißbein nach vorn ziehen und den Scheitelpunkt im Gegenzug dehnen (Foto rechts). Zum Lösen die Sitzbeinhöcker nach hinten ziehen und das Becken wieder aufrichten. Insgesamt fünfmal wiederholen.

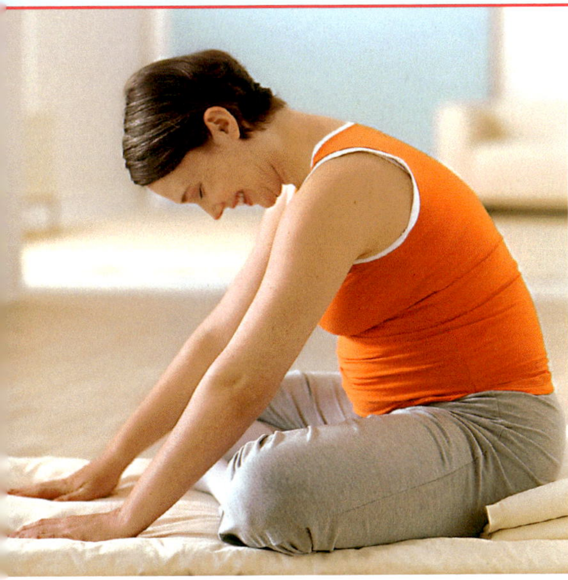

- **Phase 3**

Atmen Sie ein und lassen Sie den Beckenboden bewusst los, während Sie so einrunden wie in Phase 2 beschrieben. Dann aufrichten und die Grundspannung wieder aufnehmen. Ebenfalls fünfmal wiederholen.

- **Phase 4**

Die Fußsohlen aneinander legen. Den unteren Rücken so einrunden wie bei Phase 2 beschrieben. Achten Sie auf die Unterschiede. Bei dieser Variante hält die innere Beckenbodenschicht eine zart schützende Grundspannung, wenn Sie einatmen, ohne die Sitzbeinhöcker zusammenzuziehen. Je nach Tagesform drei- bis siebenmal wiederholen.

Meine Erfahrung

»Während meiner ersten Schwangerschaft plagten mich extrem starke Rückenschmerzen. Es war gerade zum Ende hin so schlimm, dass ich nicht mal mehr eine Minute lang stehen konnte. Im Geburtsvorbereitungskurs erfuhr ich von einem Beckenbodentraining, das den Rücken mit einbezieht. Ich setzte mich mit der CANTIENICA®-Kursleiterin in Verbindung.
Da ich in der 37. Woche war, reichte die Zeit nur noch für eine Einzelstunde. Hier wurden mir aber bereits die Grundlagen so intensiv vermittelt, dass ich eine aufgespannte Körperhaltung mit aktivem Beckenboden in meinen Alltag übernehmen konnte. Meine Rückenschmerzen traten sofort weniger häufig auf! Außerdem war es ein großer Vorteil, dass ich direkt nach der Kaiserschnitt-Geburt erste Beckenbodenübungen machen konnte. Und das, obwohl ich bewegungsunfähig war!«

Heike F., Essen

Standhaft

- Stellen Sie sich hin. Die Füße sind hüftweit auseinander, die Knie entspannt. Den Scheitelpunkt zur Decke dehnen, Scham- und Steißbein nach unten. Ziehen Sie auch die Taille lang. Die Arme legen Sie locker auf den Rücken. Die Hände sind verschränkt und die Handflächen zeigen nach außen.

- Die Sitzbeinhöcker kräftig zueinander ziehen, um den Beckenboden zu aktivieren. Diese Spannung halten, während Sie tiefer in die Knie gehen. Das Gesäß so weit nach hinten dehnen, bis die Knie über der Ferse stehen.

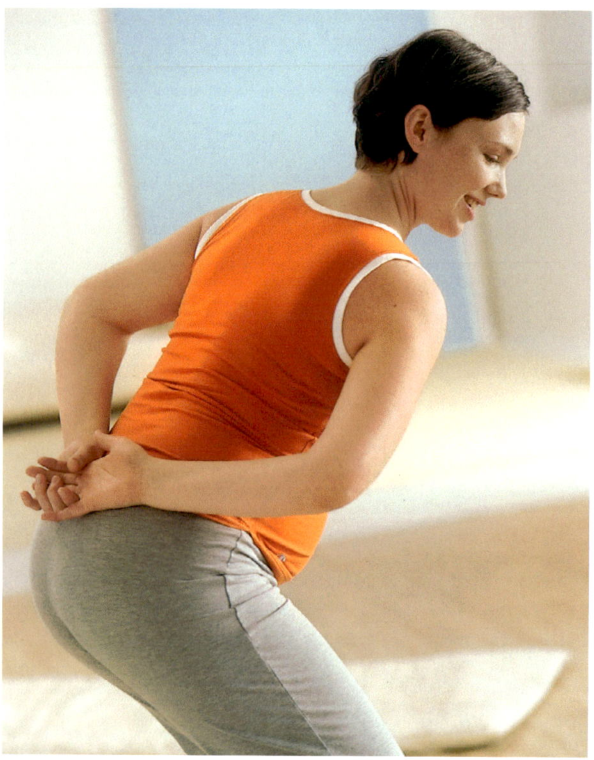

Phase 1

Tiefer in die Knie und wieder aufrichten, und die Kraft dafür nur aus dem Beckenboden holen. Zehnmal wiederholen.

Phase 2

Den Oberkörper pfeilgerade tiefer senken und wieder anheben – wie einen Klappdeckel. Zehnmal wiederholen.

Phase 3

Aus der Brustwirbelsäule den Brustkorb nach links drehen. Der Kopf verschraubt sich nach rechts. Dann umgekehrt arbeiten. Zehnmal wiederholen.

→ So üben Sie korrekt

Im Idealfall stehen die Knie genau über den Fersen. Die hinteren Oberschenkelmuskeln, der Beckenboden und der Rücken arbeiten zusammen. Vorn sind die Schenkel und die Bauchmuskeln entspannt.

→ Was diese Übung bewirkt

Vernetzte Kraft und Durchhaltevermögen für die Geburt.

→ Gut zu wissen

Diese Geschmeidigkeit kann Ihr Rücken während der Geburt »automatisch« abrufen und einsetzen.

Bereit machen

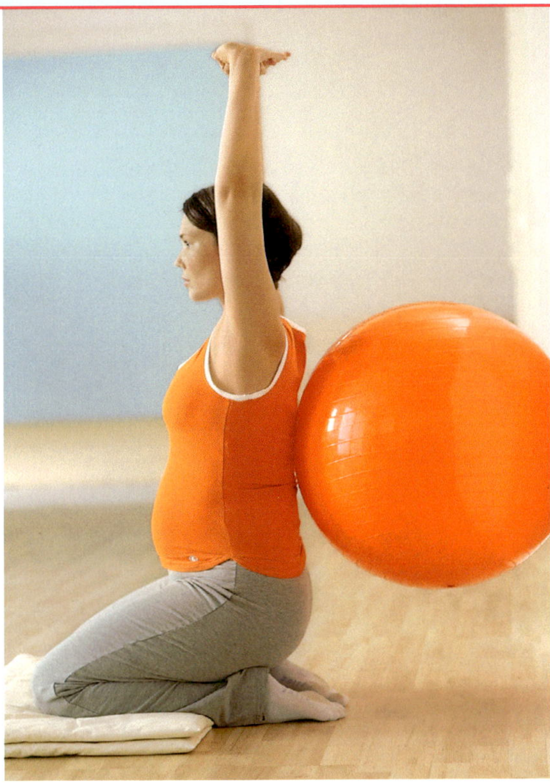

● Nehmen Sie im Fersensitz mit gegrätschten Beinen Platz und legen Sie eine bequeme Unterlage unter die Beine. Wenn Sie sich schwer fühlen, können Sie den Rücken leicht an einen Gymnastikball lehnen.

● Den Beckenboden aktivieren. Die Oberschenkelmuskeln rotieren nach außen. Richten Sie das Becken auf und verlängern Sie den Scheitelpunkt nach oben. Die Wirbelsäule maximal aufspannen.

● Die Arme mit verschränkten Händen über dem Kopf ausstrecken und die Innenflächen zur Zimmerdecke drehen. Die Schultern bei gestreckten Armen nach außen unten setzen. Die Rippen entspannen.

● Den Oberkörper von den Fersen heben. Aus dieser Position mit der Kraft des Powerbeckens den Oberkörper heben und senken: je nach Körpergröße etwa drei bis zehn Zentimeter. Die Bewegung ist klein und sehr intensiv. Mit fünfmal anfangen und auf zehnmal steigern. Entspannen, dann den Vorgang wie beschrieben wiederholen, also zwei »Sets« durchführen.

→ So üben Sie korrekt

Als Entlastung vom Eigengewicht können Sie einen Softball zwischen Fersen und Gesäß platzieren.

→ Was diese Übung bewirkt

Die Geburt braucht Kraft. Diese Übung stärkt die Oberschenkel und das Powerbecken, so dass Sie sich jederzeit die beste Position aussuchen können.

→ Gut zu wissen

Diese Powerübung schenkt Ihnen eine königliche Haltung – über die Geburt hinaus.

Kraftakt

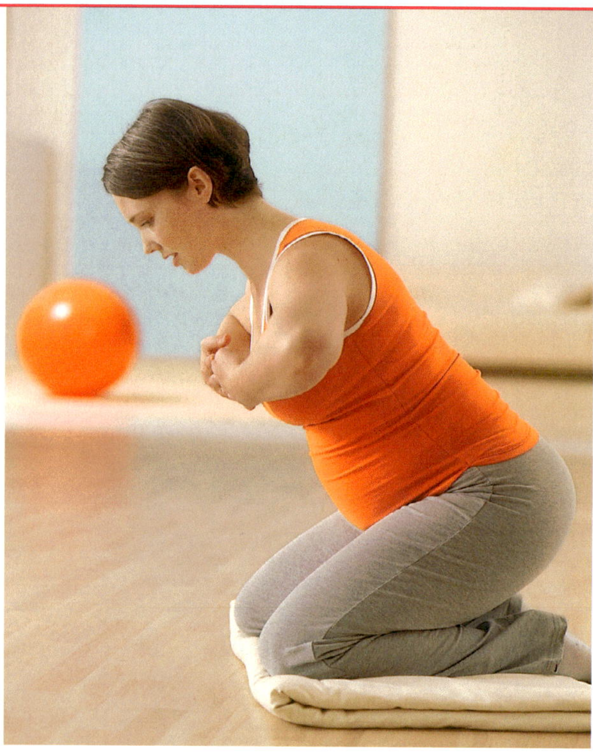

- **Phase 1**
Das Gesäß von den Fersen heben. Nun das Steißbein nach vorn oben dehnen, zurück in den geraden Rücken, wieder in einer großen Bewegung nach vorn oben. Dieses »Wiegen« zehnmal wiederholen. Zurück auf die Fersen und entspannen. Wenn Sie die Kraft haben, noch ein Set wiederholen.

- **Phase 2**
Den Oberkörper vertikal aufrichten und das Steißbein in einer großzügigen, gedehnten Wiegebewegung vor- und zurückziehen. Zehnmal wiederholen.

- Sie sind mit gegrätschten Beinen im Fersensitz. Die Oberschenkelmuskeln rotieren nach außen. Das Becken aufrichten. Den Oberkörper pfeilgerade vorbeugen. Scham- und Steißbein nach unten und den Scheitelpunkt in die Gegenrichtung verlängern, bis die Wirbelsäule maximal aufgespannt ist.

- Verschränken Sie die Arme auf Schulterhöhe und ziehen Sie die Ellbogen so weit auseinander, bis sich die Schultern absenken. Den Beckenboden kraftvoll aktivieren.

→ So üben Sie korrekt
Bei der winzigen Beckenwelle wird die Wirbelsäule lang gedehnt, ohne dass der Schulterbereich verspannt und der untere Rücken flachgedrückt wird!

→ Was diese Übung bewirkt
Stärkt und dehnt die Oberschenkel und das Powerbecken für die Geburt.

→ Gut zu wissen
Wenn die Arme ermüden, winkeln Sie sie auf Schulterhöhe an oder Sie legen sich auf den Rücken.

Durchhaltemuskeln

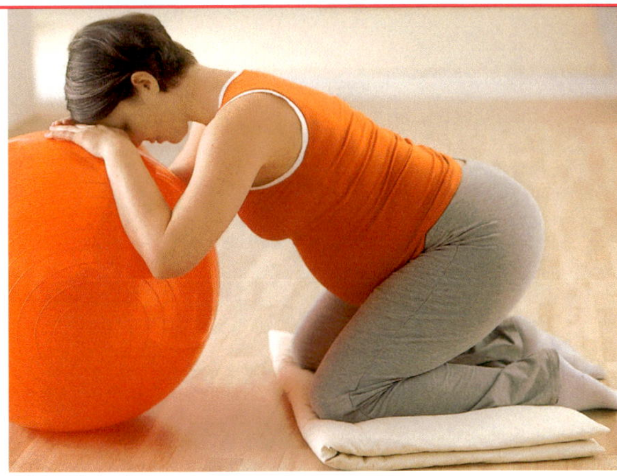

- Diese Übung ähnelt dem »Beckentanz« aus dem zweiten Trimenon (Seite 72/73). Sie sind im Fersensitz und haben die Beine so weit gegrätscht, dass Sie sich wohl fühlen. Die Füße möglichst aktiv aufrichten, damit die Beinmuskulatur vernetzt arbeiten kann.

- Legen Sie die Hände auf den Gymnastikball und die Stirn auf die Hände. Ziehen Sie die Ellbogen aktiv zur Seite. Die Sitzbeinhöcker zusammenziehen, um den Beckenboden zu aktivieren.

- Vorn den Bauchnabel zart Richtung Brustbein dehnen, um den schützenden Pyramidenmuskel an- und einzuspannen. Scham- und Steißbein strecken den Körper nach hinten.

→ **So üben Sie korrekt**
Wenn Ihnen der Fersensitz schwer fällt, einen kleinen Softball zwischen die Fersen legen und das Körpergewicht anlehnen (nicht hinsetzen, denn dann geht die Aufspannung verloren).

→ **Was diese Übung bewirkt**
Dehnt die Bänder der Kreuzbeingelenke und vernetzt die Muskeln am unteren Rücken perfekt mit dem Beckenboden. Das bringt das Kind in die optimale Startposition.

→ **Gut zu wissen**
Die Schaukelbewegung wird immer weicher und geschmeidiger und ist so eine perfekte SOS-Übung gegen Rückenschmerzen.

• Phase 1
Die Sitzbeinhöcker kräftig nach hinten oben dehnen, dann zusammen mit dem Steißbein ebenso kräftig nach unten zu den Fersen ziehen. Das ergibt eine Schaukelbewegung des Beckens, ohne die Muskeln am Rücken zu verkürzen oder den Bauchraum zu verengen. Nach hinten oben, nach hinten unten ... 20-mal wiederholen.

• Phase 2
Die Diagonalverbindung vom rechten Sitzbeinhöcker zur linken Schulter aufbauen und einseitig »schaufeln«, nur den rechten Sitzbeinhöcker nach hinten oben und vorn unten ziehen. Dann die andere Diagonale.

• Phase 3
Aus der Brustwirbelsäule den Oberkörper nach rechts drehen, den Kopf nach links. Der Ball bewegt sich leicht und intensiviert so die Dehnung. Dann den Oberkörper nach links und Kopf nach rechts. Jede Seite fünfmal.

Babyschaukel

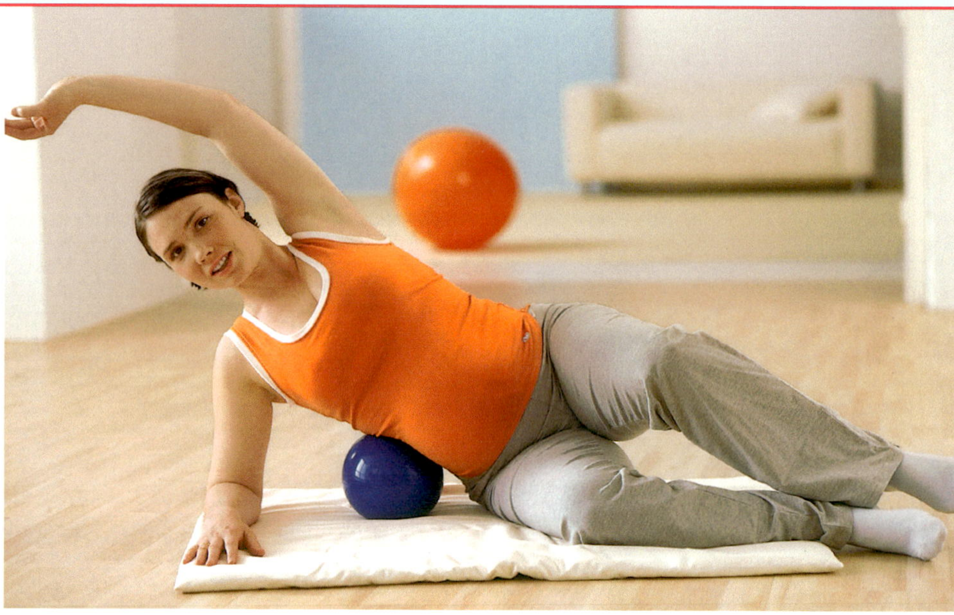

- Begeben Sie sich in die Seitenlage und stützen Sie sich auf dem rechten Unterarm ab. Den linken Arm über den Kopf strecken. Die Handfläche zeigt nach oben.

- Stützen Sie Ihre Taille mit einem Softball ab. Die Beine bequem vorm Körper anwinkeln. Die Wirbelsäule muss gerade verlaufen.

- Den Rücken aufspannen, bis die Hüftgelenke exakt vertikal übereinander stehen. Entspannen Sie die Rippen.

- **Phase 1**

Mit gedehntem Becken beginnt jetzt die Schaukelbewegung: Die Sitzbeinhöcker erst nach hinten oben, dann nach vorn zum Schambein ziehen; wieder nach hinten oben, nach vorn ... Mindestens zehnmal nacheinander; je öfter Sie wiederholen, desto besser.

- **Phase 2**

Das obere Bein höher anheben. Das Becken schaukeln lassen, wie unter Phase 1 beschrieben. Mindestens zehnmal. Danach die Seite wechseln.

→ So üben Sie korrekt

Wenn die Taille durchhängt, gerät das Becken aus dem Lot.

→ Was diese Übung bewirkt

Diese Übung kann der schnellen Entspannung dienen. Langsam, konzentriert und ruhig arbeiten.

→ Gut zu wissen

Die Position ist auch eine großartige Gebärstellung und bei Hebammen sehr beliebt.

Sesam, öffne dich

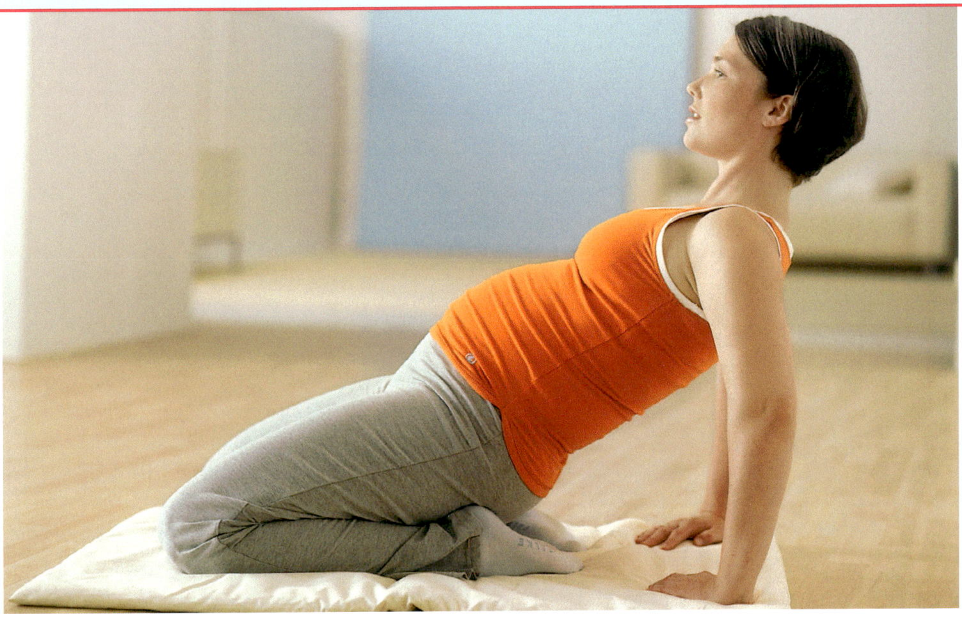

- Fersensitz; die Beine bequem gegrätscht. Dehnen Sie den Oberkörper nach hinten und stützen Sie die Hände unter den Schultern auf: Die Finger zeigen zueinander, die Hände sind leicht gewölbt. Die Ellbogen leicht beugen und auseinander ziehen.

- Wenn der Bauch für diese Haltung zu groß und zu schwer ist: Legen Sie einen Softball oder ein Kissen als Stütze ins Kreuz. Scham- und Steißbein zu den Knien dehnen, den Scheitelpunkt in die andere Richtung.

Phase 1

Die Sitzbeinhöcker zusammenziehen und den Bauchnabel Richtung Brustbein dehnen.

Phase 2

Diagonal dehnen: Beim Einatmen den rechten Sitzbeinhöcker zur rechten Kniekehle ziehen, zum Ausatmen die linke Schulter bewusst entspannen. Jetzt die andere Seite: Durch den linken Sitzbeinhöcker einatmen und durch die rechte Schulter ausatmen.

→ So üben Sie korrekt
Sie können zur Stütze und für ein behagliches Gefühl einen Softball unter das Gesäß legen.

→ Was diese Übung bewirkt
Turbokraft in den Oberschenkeln und im Becken; koordiniert mit dem Atem.

→ Gut zu wissen
Sind Sie von Scheitel bis Kniescheibe wie ein flotter Flitzebogen gedehnt? Sie machen das wunderbar.

Partnerübungen

Nun kommt die Stunde des Vaters. Die Partnerübungen schaffen Vertrautheit, die Basis für Kommunikation ohne Worte: »Halt mich fester, nimm den Druck deiner Hände weg, lass los, pack zu.« Äußern Sie jetzt Ihre Wünsche klar, sprechen Sie über Ängste. Das ist die Hauptprobe, damit Sie und das Kind sich auf den Partner verlassen können.

Sie können im dritten Trimenon mit den Partnerübungen anfangen. Falls der werdende Vater Motivation braucht, wie wäre es hiermit: Es ist wie Fahrertraining auf dem Nürburgring oder Pirouettendrehen auf dem Eis – damit alle Beteiligten im Ernstfall automatisch richtig reagieren können.

Hauptprobe in drei Akten

Es geht um Halt, Sicherheit und gezielte Unterstützung. Es geht auch um Zärtlichkeit, Motivation und Bestätigung. Halt braucht der Oberkörper. Greift Ihnen der Partner buchstäblich gekonnt unter die Arme, dann fällt es Ihnen leicht, während der Wehen aufrecht zu bleiben und sich gleichzeitig fallen zu lassen.
Das Becken braucht Geschmeidigkeit. Der Partner lernt, wie er Sie gezielt unterstützt, damit sich die Haltung des Beckens und die Spreizung der Beine der Situation fast mühelos anpassen kann. Der Rücken schließlich braucht Zärtlichkeit. Behutsame Massage hilft Ihnen, sich zwischen den Wehen zu entspannen. Die liebenden Hände zeigen auch dem Kind den Weg zur Pforte.

Die Ohnmacht des Mannes

Ein Wort über den werdenden Papa. Er ist auch »nur« ein Mensch. Er kann von seinen Gefühlen überrumpelt werden. Auch er muss sich mit der neuen Lebensphase auseinander setzen. Bei manchen Männern geht es so weit, dass sie die Phase der Übelkeit mitmachen, an Gewicht zunehmen und unter Erschöpfung leiden. Auch eine Ohnmacht während der Geburt ist nichts Außer-

Partnerprogramm – so üben Sie richtig

→ **Häufigkeit**
Sooft Sie Zeit miteinander finden. In den letzten 4 Wochen vor der Geburt jeden 2. Tag.

→ **Dauer**
20 bis 30 Minuten.

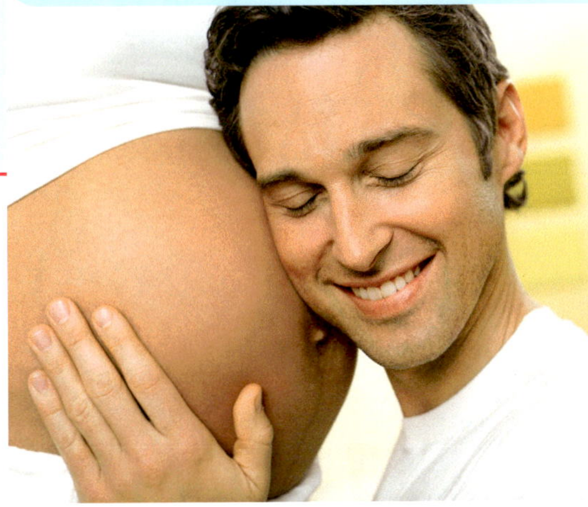

gewöhnliches. Sie beruht meist auf Schlafmangel und Unterzuckerung. Die Partnerübungen helfen ihm, der männlichen Hilflosigkeit entgegenzuwirken. Beziehen Sie ihn in die Vorbereitung mit ein, fordern Sie seine Mithilfe liebevoll ein. Und er soll sich bitte ein Sandwich mitnehmen, damit er nicht in Ohnmacht fällt.

Hallo Papa, nehmen Sie sich Zeit für Ihre Partnerin und schenken Sie ihr und dem Kind Aufmerksamkeit.

Lieber Papa

Die folgenden Partnerübungen geben auch Ihnen zupackende Kraft und Sicherheit. Konzentrieren Sie sich auf die werdende Mutter. Sie hat jetzt Anrecht auf Ihre ganze Aufmerksamkeit. Wenn die Wünsche nicht von den Augen abzulesen sind: Fragen, fragen, fragen. Drosseln Sie Ihr Arbeitspensum und planen Sie mehr gemeinsame Zeit ein. Sprechen Sie über Ihre Gefühle, auch über Ihre eigenen Ängste – und über Ihre Wünsche. Bringen Sie sich ein, lassen Sie die Nähe zu. Sie bescheren damit auch Ihrem inneren Kind die heilenden Kräfte. Und trainieren Sie aktiv mit. Wer Halt geben will, muss Halt haben. Zeigen Sie Rückgrat.

Meine Erfahrung

»Ich habe drei Kinder vaginal geboren, zwei davon wogen 4500 Gramm. Nach der ersten Geburt habe ich an einer Rückbildungsgymnastik teilgenommen, bei der vor allem die Bauchmuskulatur trainiert wurde. Beckenbodenübungen beschränkten sich auf ›Scheide zusammenkneifen‹. Später absolvierte ich das CANTIENICA®-Beckenbodentraining. Nach der Geburt spürte ich den Beckenboden wieder und begann sofort mit den Übungen. Nicht nur diesem tut das Training gut: Der ganzheitliche Ansatz mit Konzentration auf die gesamte Körperhaltung und -spannung sowie die Atmung bringt eine wohl tuende seelische Entspannung. Deshalb führe ich das Training auch zwei Jahre nach der letzten Geburt zum beruflichen Stressabbau fort.«

Anne R., Gynäkologin, Mülheim/Ruhr

Die Partnerwelle

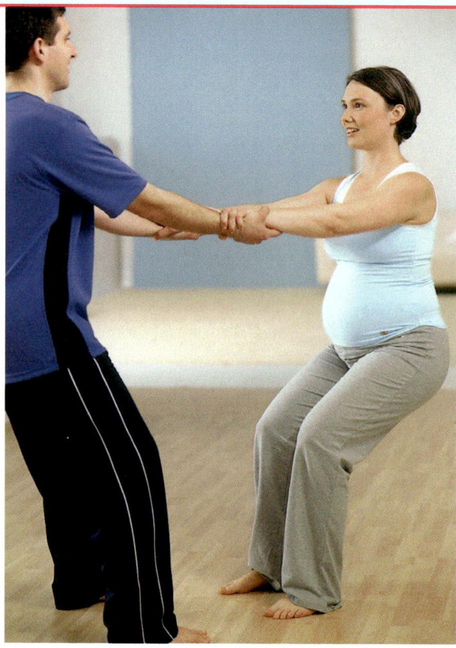

- Mit nicht ganz ausgestreckten Armen halten Sie und Ihr Partner (oder Partnerin) einander an den Handgelenken. Der Partner steht breitbeinig, bequem und stabil und ist Ihr Halt.

- Setzen Sie die Schultern nach außen unten. Die Beine grätschen, die Knie beugen und gerade über der Ferse ausrichten. Scham- und Steißbein Richtung Boden, den Scheitelpunkt in Richtung Zimmerdecke dehnen.

- Die Sitzbeinhöcker zusammen- und nach unten ziehen. Großzehengrundgelenke und Fersen gut am Boden verankern.

Phase 1

Mit voll aktivierter Beckenbodenmuskulatur und in Zeitlupe das Gesäß senken und wieder heben – je nach Körpergröße 20 bis 25 Zentimeter – aber nicht unterhalb der Knie. Zwölf dieser Pliés, dieser Aufs und Abs, absolvieren, je nach Kraft am Stück oder mit Pausen.

Phase 2

Den Po nach hinten unten senken, als wollten Sie sich auf einen Hocker setzen. Die Arme sind locker gestreckt. Richten Sie das Becken auf. Aus dem Beckenboden das Steißbein zum Boden und den Scheitelpunkt zur Decke dehnen. Beim Lösen des Beckenbodens zieht sich das Steißbein wieder leicht hoch. Den Beckenboden wieder anspannen, das Steißbein nach unten vorn ziehen. Zwölfmal wiederholen.
Sie kennen diese Beckendehnbewegung aus vielen Übungen, zum Beispiel aus »Leicht in Seitenlage« (Seite 90/91).

→ So üben Sie korrekt

Wenn die Muskeln in den Leisten und insbesondere der Hüftbeuger verkürzt sind, nehmen Sie den großen Gymnastikball unter das Gesäß. Mit dem Widerstand des Balles arbeiten wie bei Phase 1 und 2 beschrieben.

→ Was diese Übung bewirkt

Kraft im Becken, am Rücken und in den Oberschenkeln.

→ Gut zu wissen

Hängen Sie sich richtig rein, mit gestreckten Armen. Darauf muss der Partner mit Stabilität reagieren und kann auch Kraft tanken.

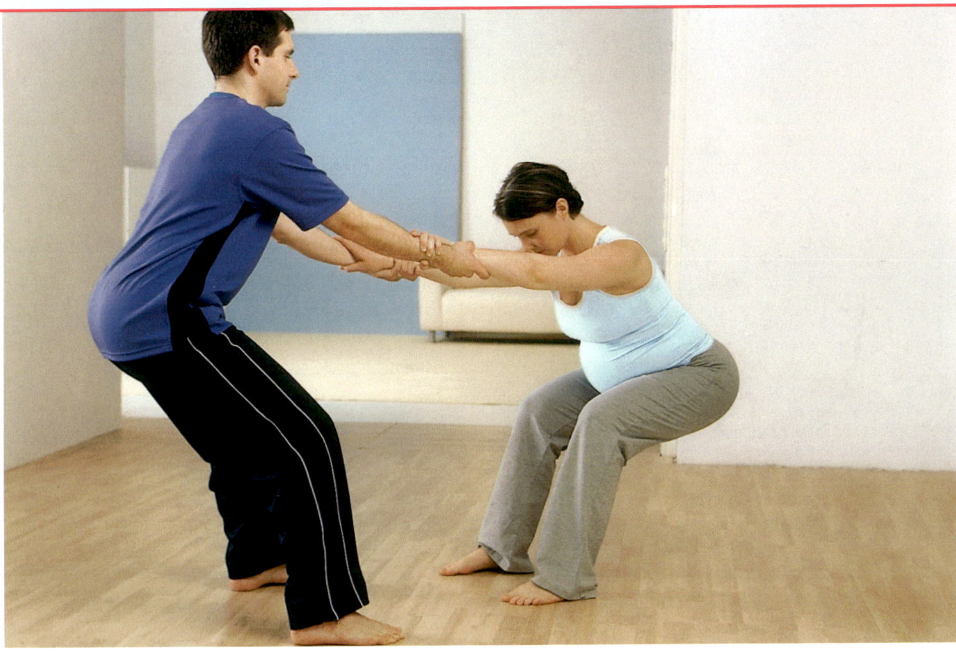

Meine Erfahrung

»Schwangere bekommen durch das CANTIENICA®-Beckenbodentraining das Gefühl, ihr Kind aktiv zu tragen. Das liegt an dem bewussten Spüren des Beckenbodens, an der Aufrichtung des Beckens und der damit erst möglichen Aufspannung der Wirbelsäule, also an der Vernetzung des Beckenbodens bis zum Scheitel und bis zur Sohle. Das ist das große Aha-Erlebnis. Die werdende Mutter gibt das neue Haltungsmuster an das Ungeborene weiter. Es hat von Anfang an Raum, um sich auszudehnen. Unbewusster Urinabgang ist kein Thema mehr und tritt am Ende der Schwangerschaft nur vereinzelt auf. Ganz zu schweigen von der deutlichen Verringerung der häufigsten Schwangerschaftsbeschwerden wie Kreuz-Rücken-Ischias-Schmerzen oder gestauchte Beine. Nach der Geburt stellt sich das Gefühl für den Beckenboden rasch wieder ein, im Gegensatz zu den herkömmlichen Kneifübungen, wo die Frauen oft erst nach Wochen oder Monaten eine Ahnung von ihrem Beckenboden bekommen ... oder auch nicht.«

Barbara Ott, Hebamme, Essen

Weites Herz

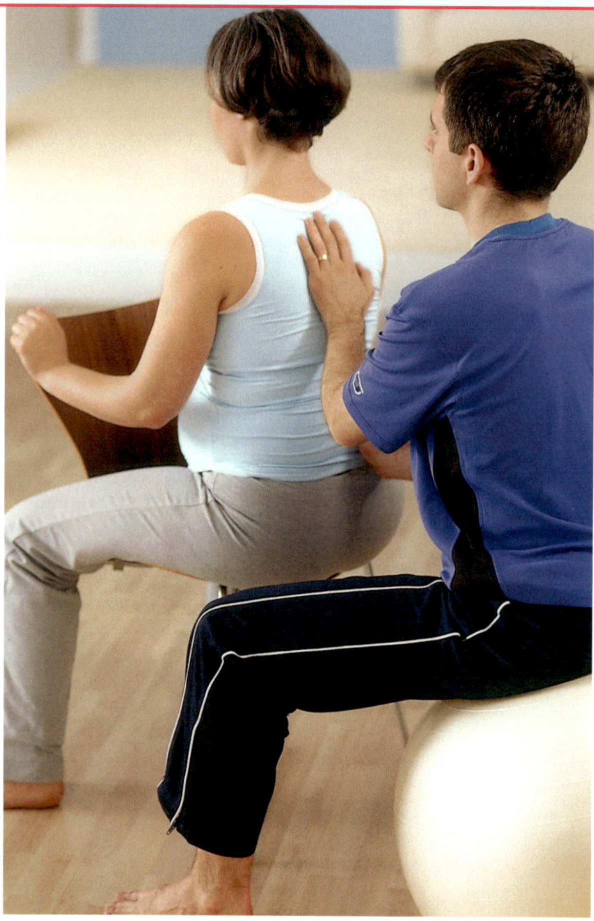

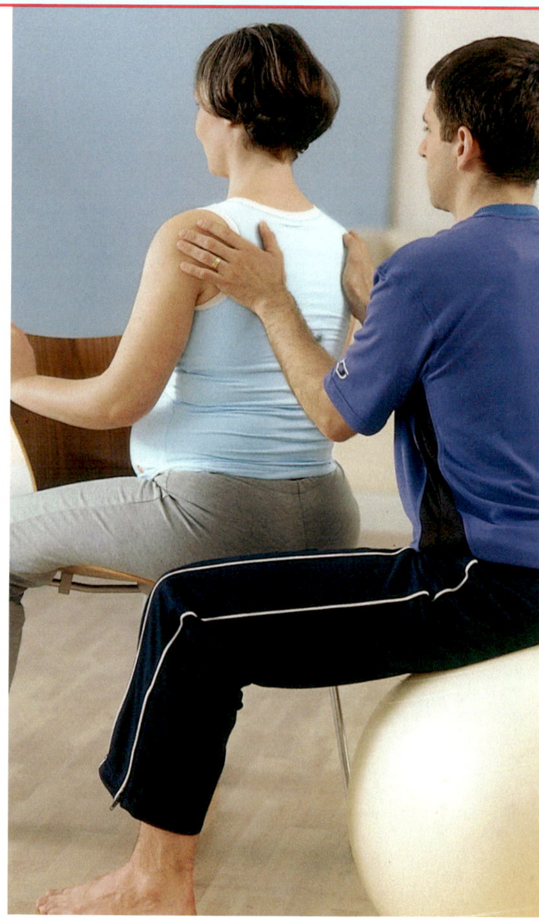

- Sie setzen sich rücklings auf einen Stuhl mit Lehne und halten sich an der Lehne fest. Der Partner (oder die Partnerin) kann es sich hinter Ihnen auf einem Gymnastikball bequem machen oder im Stehen arbeiten.

- Achten Sie darauf, dass Ihr Becken aufgerichtet ist: Die Sitzbeinhöcker erst nach hinten, dann nach unten ziehen und schließlich zusammenziehen. Zehnmal wiederholen.

- **Phase 1**

Der Partner legt seine Hände zart mitten auf Ihren Rücken und streicht behutsam Ihren Rücken nach oben und unten aus (Foto links). Finden Sie mit Ihrem Atem einen unterstützenden Rhythmus. Zehnmal wiederholen.

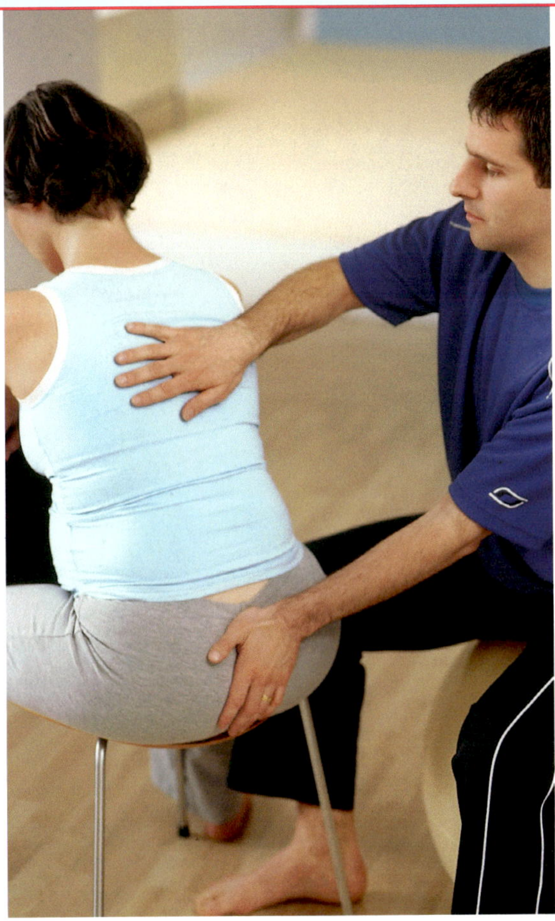

→ **So üben Sie korrekt**
Für den Partner: Berühren und streicheln Sie mit der Hand, nicht mit den Fingern. Reiben Sie die Handflächen aneinander warm: Das steigert Ihre Empfindungsfähigkeit und öffnet das Herz in Ihrer Hand.

→ **Was diese Übung bewirkt**
Unterstützung für den Atem und für die Aufspannung.

→ **Gut zu wissen**
Für Ihren Partner und Sie eine liebevolle, entspannte, verspielte Übung, die Vertrauen schafft.

• Phase 2

Der Partner legt die Hände auf Brusthöhe auf Ihren Oberkörper und streicht gleichzeitig mit beiden Händen zart in V-Form zu Ihren Schultern (Foto Mitte). Atmen Sie ein, wenn die Hände auf dem Brustbein liegen, und atmen Sie aus, wenn sie bei den Schultern ankommen. Ebenfalls zehnmal wiederholen.

• Phase 3

Der Partner legt beide Hände in die Mitte Ihres Rückens. Jetzt massiert er mit zarten, aber bestimmten Strichen die Wirbelsäule nach oben und nach unten aus (Foto rechts). Und Sie ziehen zugleich mit völlig entspanntem Beckenboden das Steißbein nach unten und gleichzeitig den Scheitelpunkt nach oben. Wiederholen. Wenn es Ihnen gut tut, sooft Sie wollen.

Liebes Becken

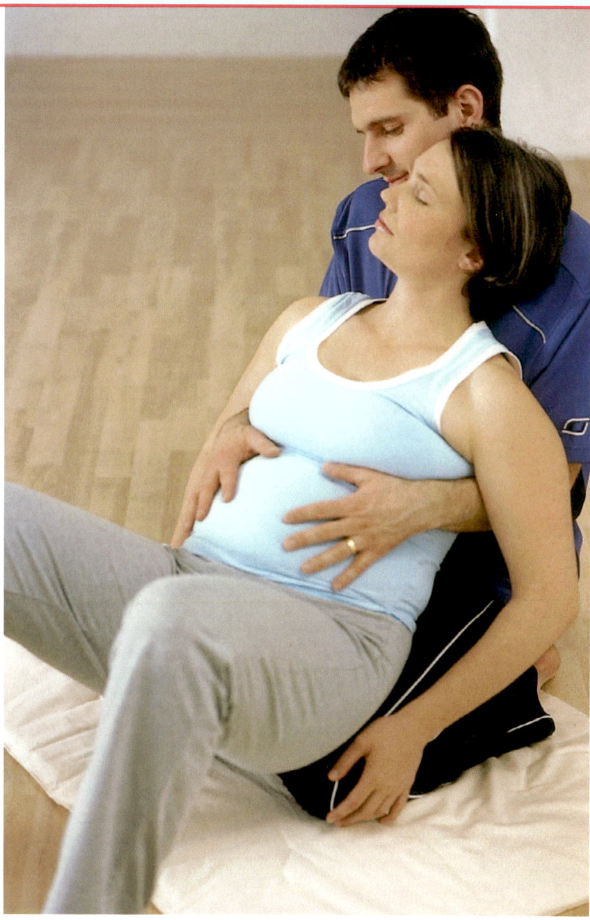

- Der Partner (oder die Partnerin) nimmt einen leicht gegrätschten Fersensitz ein. Mit einem Softball zwischen den Beinen kann er sich entspannt hinsetzen.

- Sie gehen breitbeinig in die Hocke, betten die Sitzbeinhöcker auf die Oberschenkel des Partners. Wenn Ihnen das schwer fällt, kann der Partner Sie unter den Armen stützen.

- **Phase 1**

Die Oberschenkel des Partners sind Ihre »Rutschbahn«: Sie ziehen das Steißbein nach unten, bis sich das Becken bewegt, lösen, nach unten ziehen ... Zwölfmal wiederholen.

- **Phase 2**

Steuern Sie die Bewegung aus den Sitzbeinhöckern: nach hinten, nach unten, nach vorn ziehen und wieder zurück, nach unten, nach hinten ... Der Partner kann eine Hand auf Ihr Steißbein legen und das Einrunden Ihres Beckens so tatkräftig unterstützen. Zwölfmal wiederholen.

- Variante: Sie sind im Fersensitz und stützen Ihren Oberkörper auf einem Gymnastikball ab.

→ So üben Sie korrekt

Der obere Rücken bleibt gerade. Die Brustwirbelsäule nach oben ziehen, Schultern und Nacken sind leicht und offen.

→ Was diese Übung bewirkt

Unterstützung der Eröffnungsphase. Gibt Power für die aufrechte Geburtshaltung und Kraft, um das Kind nach draußen zu schieben.

→ Gut zu wissen

Finden Sie heraus, wie viel Druck der führenden Hand angenehm ist – wann es zu viel oder zu wenig ist.

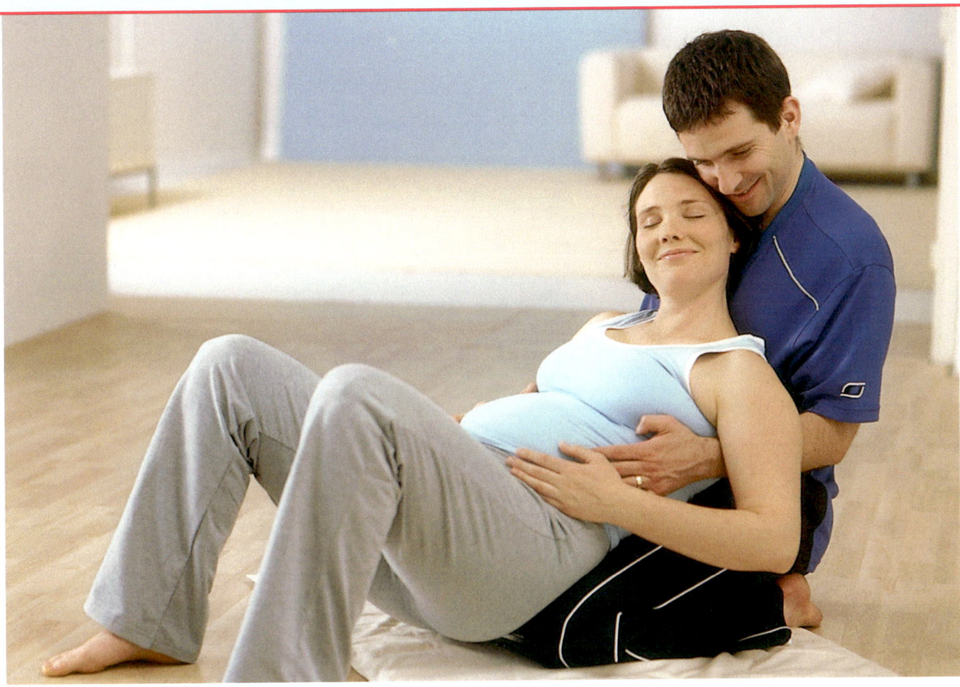

Meine Erfahrung

»Die Frauen, die schon vor der Geburt mit dem CANTIENICA®-Beckenbodentraining gearbeitet haben, sind mit ihrem Körper schnell wieder in Kontakt, verfügen über Stabilität, Kraft und Dynamik, gehen sehr viel aufgerichteter und spüren den Beckenboden nach kurzer Zeit wieder. Der Körper erinnert sich sofort wieder an das, was ihm gut tut. Endlich habe ich ein Handwerkzeug, mit dem ich Frauen in der Schwangerschaft und nach der Geburt ihres Kindes begleiten kann. Nicht zuletzt wurde mein ›Hebammenrücken‹ mit den CANTIENICA®-Übungen schmerzfrei.«

Barbara Ott, Hebamme, Essen

Für mich da sein

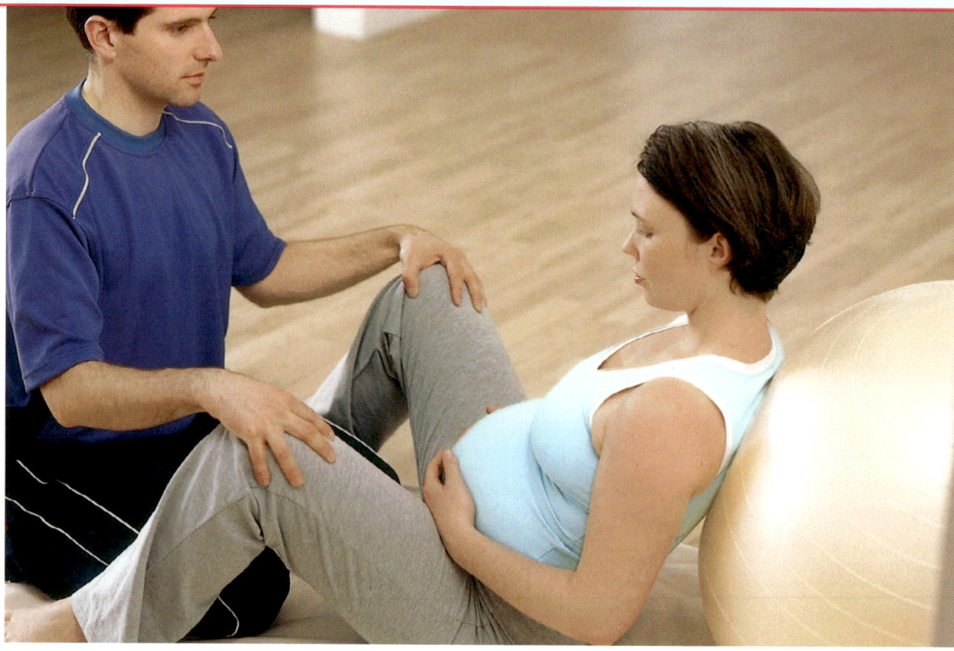

- Sie setzen sich auf den Boden. Der Rücken ist aufgespannt und lehnt bequem an einem Ball (oder am Bett). Winkeln Sie die Beine möglichst weit auseinander an.

- Der Partner kniet zwischen Ihren Beinen. Er umfasst Ihre Beine knapp oberhalb der Knie und zieht die Oberschenkel aus den Hüftgelenken. Gleichzeitig dreht er die Oberschenkel sanft nach außen.

- Ziehen Sie die Sitzbeinhöcker zusammen und schieben Sie sie in Richtung Kniekehlen. Dann die Spannung lösen. Sechsmal.

- Die Schenkelbewegung mit dem Atem koordinieren: Einatmen, den Beckenboden vollkommen lösen, während Sie von den Sitzbeinhöckern aus das Becken vor- und zurückwiegeln.

→ So üben Sie korrekt

Den Rücken nicht in den Ball drücken, sondern leicht und lang aufspannen.

→ Was diese Übung bewirkt

Beweglichkeit und Geschmeidigkeit im Becken und im Beckenboden für die Eröffnungsphase.

→ Gut zu wissen

Geben Sie einander Feedback, was angenehm ist und was nicht. Sagen Sie, ob Sie mehr Zug wünschen und weniger Druck – oder umgekehrt. Während der Geburt haben Sie für solche Korrekturen nicht die Nerven.

Von der besten Seite

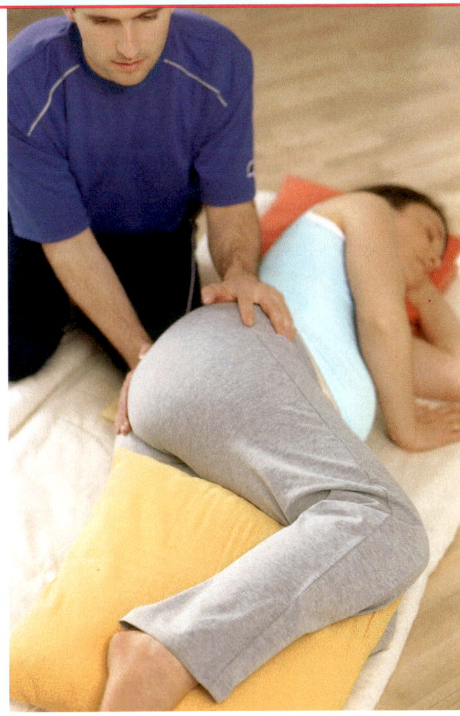

● Sie sind in der Seitenlage und legen den Kopf auf ein Kissen. Die Beine winkeln Sie bequem vorm Körper an. Unter die Taille und zwischen die Knie ebenfalls ein Kissen legen.

● Schultern und Hüften stehen möglichst vertikal übereinander. Wer sich schwach fühlt, kann auch den oberen Arm vor dem Körper mit einem Kissen unterlegen.

● Der Partner (oder die Partnerin) kniet hinter Ihnen auf dem Boden oder sitzt im Schneidersitz und spannt sich ebenfalls auf.

→ So üben Sie korrekt

Das Becken nicht einfach kippen, denn damit drücken Sie sich und dem Kind die Aufspannung und den Atem ab. Die Bewegung kommt aus der vertikalen Aufspannung. Das Becken schwingt wie ein Pendel.

→ Was diese Übung bewirkt

Entspannung und Geschmeidigkeit für Körper und Seele.

→ Gut zu wissen

Dieses »Rückenlang in Seitenlage« haben Sie oft geübt. Jetzt geht es um die Unterstützung durch den Partner. Proben Sie den Ernstfall, sagen Sie klar, wie Sie die Unterstützung mögen, kraftvoll, streichelnd, nur wärmend, führend – oder gar nicht. Sie sind die Hauptperson im Geburtsgeschehen.

● Eine Hand legt er auf Ihre Hüfte und unterstützt Sie mit leichtem Druck in der Aufrichtung. Die andere Hand liegt auf Ihrem Steißbein. Finger zeigen Richtung Fersen.

● Sie ziehen die Sitzbeinhöcker nach hinten oben und wiegeln dann nach vorn oben. Dabei verstärkt der Partner diese Schaufelbewegung mit seiner Hand. Geben Sie ihm bitte klar Rückmeldung, ob der Druck stimmt, ob die Führung fester oder zarter sein soll oder ob er Ihr Kreuzbein mehr in die Länge ziehen soll.

● Der Partner löst den Druck, Sie bewegen die Sitzbeinhöcker wieder kraftvoll nach unten hinten und nach unten vorne. Sooft Sie wollen, aber mindestens fünfmal.

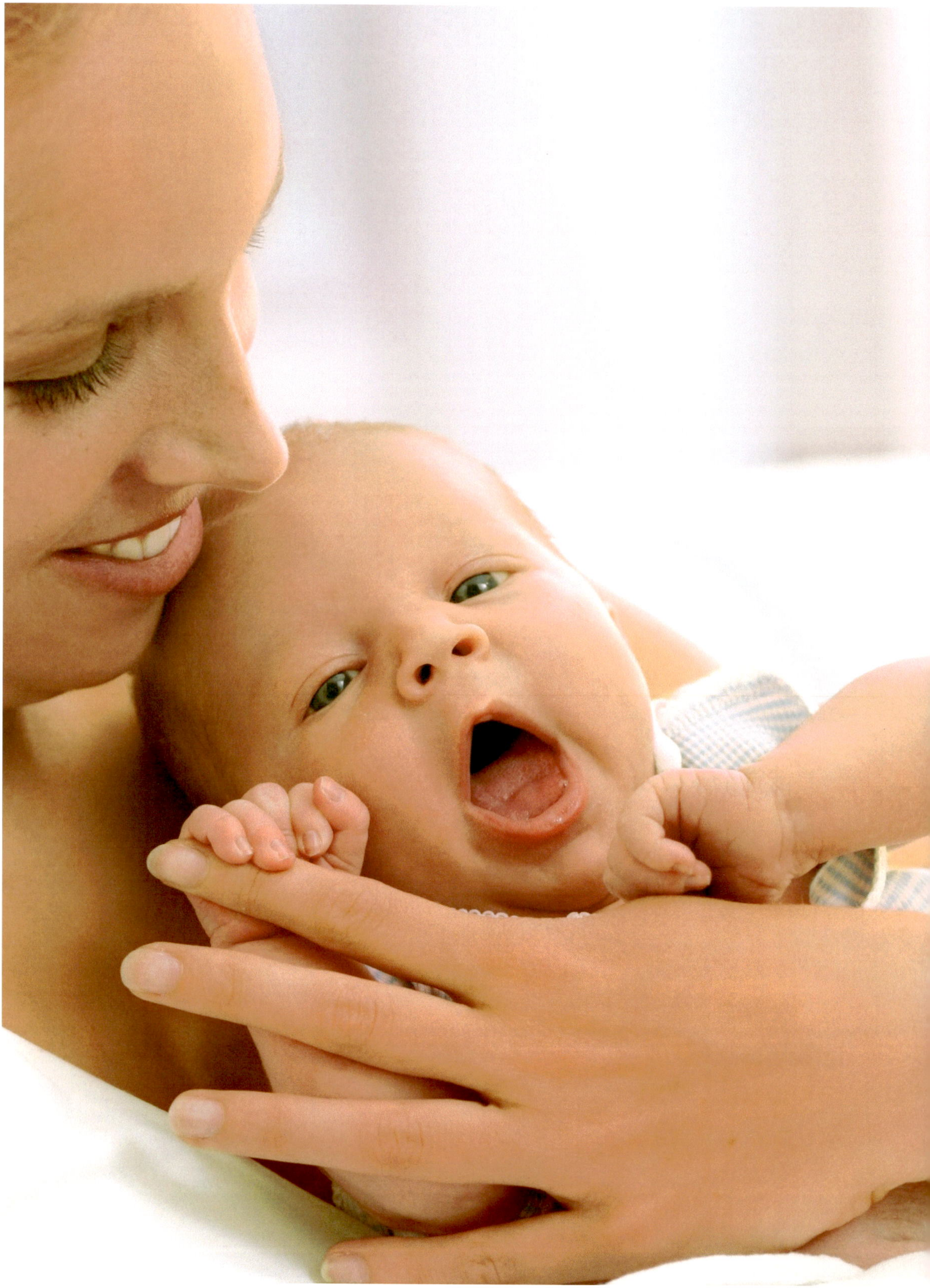

Wochenbett und Rückbildung

Das Kind ist da! Herzlichen Glückwunsch! Sie haben eine Höchstleistung vollbracht. Ihr Körper darf sich fühlen wie nach der Besteigung des Himalaja ohne Sauerstoffgerät. Leib und Seele müssen sich jetzt neu ordnen. Muskelkater ist normal. Mit den sanften Übungen fürs Wochenbett können Sie Ihre Organe »heimholen«.

Wochenbett
Bis etwa 6 Wochen nach der Geburt

Auf die Geburt konnte sich Ihr Körper neun Monate vorbereiten. In den Modus Normalzustand schalten muss er jetzt in Nullkommanichts. Unterstützen Sie die Regeneration und Neuordnung, gönnen Sie sich Ruhe, damit Sie sich wahrnehmen können.

Die Schwangerschaft war ein Marathon. Der Wechsel zurück in die körperliche Normalität ist ein Sprint der Extraklasse. Der Hormonhaushalt stellt sich auf Hochtouren um. Die Gebärmutter muss sich zurückbilden. Die Wassereinlagerungen im Bindegewebe werden abgebaut. Die Muskeln, Sehnen und Bänder werden wieder fester. Die Brust nimmt noch mal deutlich zu. Sie brauchen nun vor allem Zeit und Ruhe.

Verwöhnzeit

Klar, das Kind hat erste Priorität, aber gleich danach kommen Sie, Sie, Sie. Sie haben geboren, Ihr Körper hat die Höchstleistung erbracht. Betrachten Sie das Wochenbett als wohlverdiente Erholungsphase und als Neubeginn. Lassen Sie sich so viel wie möglich verwöhnen! Viele Massagetherapeuten machen Hausbesuche (Ihre Hebamme kennt Adressen!). Kleine Spaziergänge zwischen den Stillzeiten tun Körper und Seele gut. Der Muskeltonus ist während der Stillzeit noch herabgesetzt, achten Sie trotzdem und erst recht auf die Grundaufspannung: den Scheitelpunkt nach oben, Scham- und Steißbein nach unten. Und wenn sich Ihre Beckenbodenmuskulatur von selbst regt und »mitspazieren« will: umso besser. Einfach nichts forcieren und keine Kraft hineinlegen. Was von selbst geschieht, ist gut.

Die richtige Zeit

Sobald Sie den Bauch und den Beckenboden wieder wahrnehmen, können Sie das kleine Wochenbett-Workout starten, aber: sanft,

Info

Sie können Ihre Erholung beschleunigen, Verspannungen abbauen, Kraft aufbauen und Ruhe tanken, wenn Sie jetzt mit den vier therapeutischen und behutsamen Übungen beginnen.
Das Training hilft auch, Nahtschmerzen zu lindern, wenn der Damm gerissen war oder geschnitten und genäht werden musste.

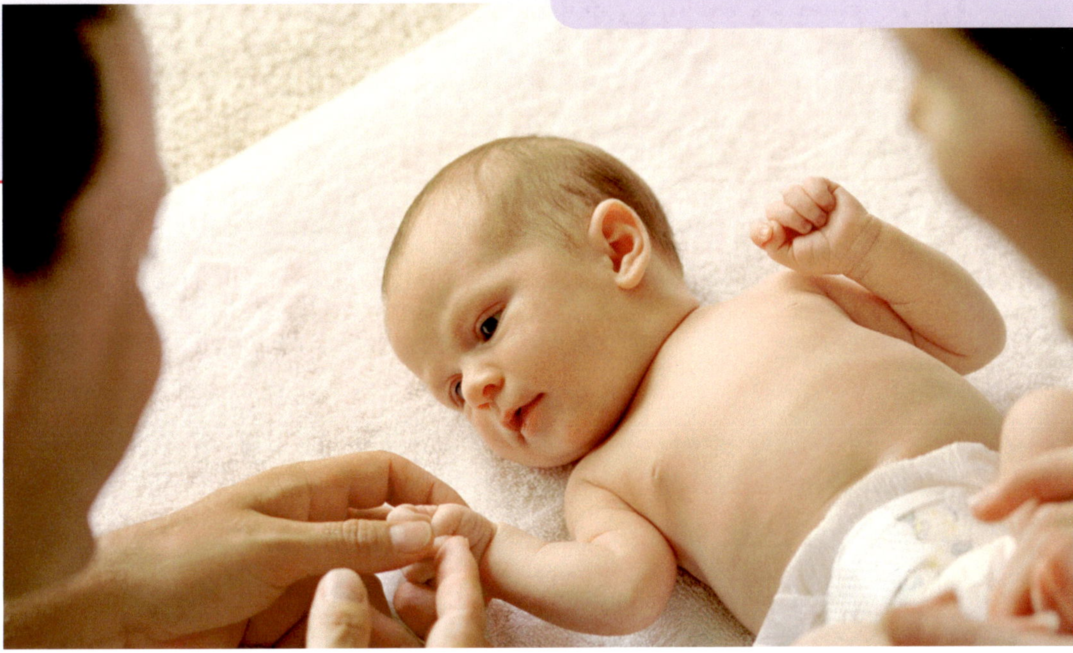

Das mögen alle Babys: die uneingeschränkte Zuneigung von Mama und Papa.

sanft, sanft. Wann Sie beginnen, ist individuell unterschiedlich. Die eine Frau kann die Muskelpower am zweiten Tag nach der Geburt sammeln, die andere nach zwei oder drei Wochen. Was immer auf Sie zutrifft, das ist für Sie richtig – ohne Leistungsdruck. Sie stehen in dieser Zeit in engem Kontakt mit Ihrer Hebamme und können sie fragen, wenn Sie unsicher sind.

Bitte nicht biegen!

Spannen Sie Ihre Wirbelsäule möglichst oft auf, ganz besonders beim Stillen. Die aufrechte Haltung schützt Sie vor dem Baby-Blues, denn Ihr Körper produziert mehr Glücksendorphine als in gebeugter Haltung! Aufrechte Körperhaltung schützt auch vor Erschöpfung und fördert den Kontakt zwischen Ihnen und dem Kind. Es kann die Brustwarze leichter fassen. Zudem fließt die Milch ungehindert; Rundrücken kann zu Milchstau führen. Und schließlich verhindert die Aufspannung des Torsos beim Stillen, dass die Brustmuskulatur erschlafft. Aufrecht gehalten und getragen fühlt sich Ihr Baby sicher und gut behütet.

Beckenboden, bitte melden

Achten Sie auch beim Wickeln und Tragen auf Ihre Haltung. Aktivieren Sie die Beckenbodenmuskulatur, sobald Sie können. Er ist durch den hormonellen Ausnahmezustand während der Zeit des Stillens ohnehin noch weich und braucht jede Unterstützung.

Alltagstipp

Geben Sie Aufgaben im Haushalt an helfende Hände ab. Beim ersten Kind kann der Vater vieles übernehmen. Wenn Sie mehr Kinder haben, können Sie hoffentlich auf Oma, Tante, Schwester oder auf eine Freundin zurückgreifen. Oder engagieren Sie eine professionelle Haushaltshilfe. Das gilt ganz besonders bei gesundheitlichen Problemen. Die Kosten werden bei ärztlicher Anweisung von den gesetzlichen Kassen übernommen. Erkundigen Sie sich auf jeden Fall auch bei Ihrer Hebamme.

Die lieben Verwandten

Empfangen Sie nur ganz liebe, enge Verwandte, Freundinnen und Freunde, die Sie garantiert nicht aufregen! Die häufigste Problematik im Wochenbett ist der fieberhafte Milchstau, und er tritt besonders oft nach ausgiebigen Besuchszeiten auf! Sie bestimmen jetzt die Aktivitäten.
Bitten Sie Besucherinnen und Besucher mit kleinen Kindern (bis Schulalter), die Knirpse zu Hause zu lassen. Die Gefahr der Ansteckung mit Kinderkrankheiten ist groß. Außerdem bringen sie oft große Unruhe mit, die der frisch gebackenen Mutter und dem Kind nicht gut tut.
Das Telefon wird bis auf kurze Zeiten ausgesteckt und der Anrufbeantworter mit Infos für alle Neugierigen besprochen.

Das Wochenbett-Programm – so üben Sie richtig

→ **Häufigkeit**
Sobald Sie dazu nach der Geburt Lust haben, ist Ihr Körper für sanfte Wahrnehmungsübungen bereit.
Sie trauen sich selbst die Entscheidung nicht zu? Gut, hier ist eine Richtlinie: Ab dem 5. Wochenbett-Tag: 3- bis 5-mal pro Woche. Wer mehr machen möchte, kann 2-mal pro Woche das Grundprogramm anfügen.

→ **Dauer**
Die folgenden 4 Übungen dauern 10 bis 20 Minuten, je nach Tempo und Anzahl der Wiederholungen. Lassen Sie sich so viel Zeit, wie Sie wollen.

→ **Was Sie sonst noch tun können**
Behutsam den Alltag wieder aufnehmen. 30 Minuten gemütlich spazieren gehen, am besten täglich. Wenn der Damm nicht geschnitten wurde oder gerissen ist, können Sie sanft Rad fahren.

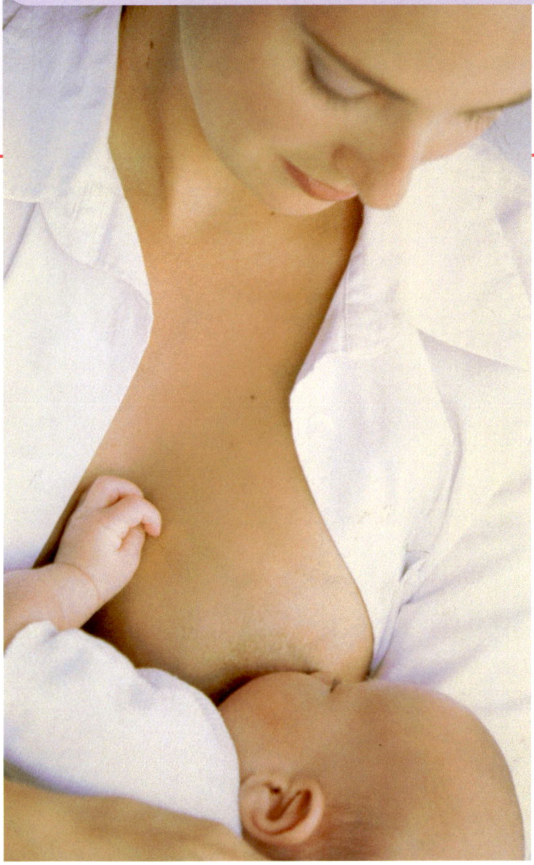

Stillen

Beginnt das Kind an der Brust zu saugen, so wird es durch die Erstmilch optimal versorgt, diese so genannte Vormilch (Kolostrum) enthält Proteine, Fett, Kohlehydrate und eine große Menge von Antikörpern. Gleichzeitig wird durch das Saugen des Kindes das Hormon Oxytocin in die Blutbahn der Mutter geschickt. Es löst die Nachwehen aus. Diese stoßen die Nachgeburt (Plazenta) aus. Wenn das Stillen harmonisch beginnen kann, dann entwickeln sich auch viel seltener Probleme.
Stillen ist kräftezehrend und ein Fulltimejob – je nach Trinkhäufigkeit sechs bis acht Stunden täglich. Und es verlangt die Kalorienzufuhr eines Leistungssportlers: 3000 Kalorien und mehr.
Benutzen Sie während der Zeit des Stillens kein Parfüm oder keine stark parfümierten Pflegemittel. Denn Fremdgerüche übertönen den köstlichsten Duft, den es für Ihr Kind gibt: den Duft Ihrer Mutterhaut. Sie stören die Glückseligkeit zwischen Ihnen und dem Kind.

Der Saugreflex des Babys ist in den ersten beiden Stunden nach der Geburt am größten.

Tipp

Der Bauch ist dankbar für Zupf- und Rollmassagen. Tragen Sie Pflegecreme auf und massieren Sie die Bauchdecke zupfend; zwischen den Fingern auf und ab und hin und her rollen. Die Stimulation hilft auch der Gebärmutter bei der Rückbildung. Planen Sie die Zeit für sich ein: 20 Minuten Körpermassage und 20 Minuten für die Wochenbett-Übungen.

Energiestromkreis

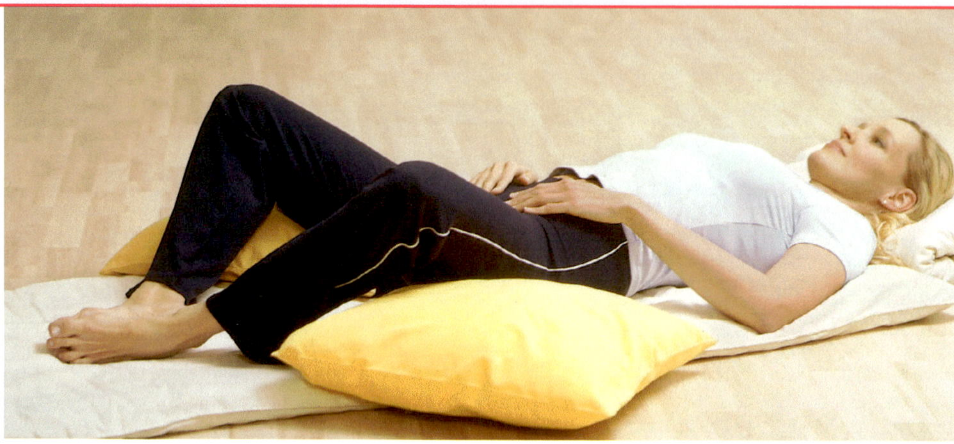

• Legen Sie sich auf den Rücken. Das Becken aufrichten und die Wirbelsäule aufspannen. Den Kopf mit einem kleinen Kissen unterlegen; Kinn und Hals bilden einen rechten Winkel.

• Fußsohlen aneinander legen. Fühlen sich die Beine noch schwer an, Kissen unter die Knie und die Oberschenkel legen. Die Hände liegen bequem auf dem Bauch. Die Ellbogen seitlich zart auseinander und nach unten ziehen, um die Schultern ideal zu platzieren.

• Phase 1

Einatmen und gleichzeitig die Sitzbeinhöcker zart zueinander und in Richtung Fersen ziehen. Den Atem durch die Wirbelsäule zum Scheitelpunkt wandern lassen und ausatmen. Zehnmal wiederholen.

• Phase 2

Verstärkung: Atmen Sie ein und pressen Sie gleichzeitig die Fersen und die Großzehengrundgelenke zusammen. Das aktiviert den Beckenboden fast automatisch. Die Beckenbodenspannung bis zum Kreuzbein hochziehen. Ausatmen und loslassen. Zehnmal.

• Phase 3

Zarte dreidimensionale Beckenachter zeichnen. 20-mal wiederholen.

→ So üben Sie korrekt

Die Oberschenkel »rudern« nicht in der Luft, sondern bleiben immer in der Ausgangsposition. Beim Entspannen können sie sich mehr Richtung Boden senken.

→ Was diese Übung bewirkt

Reaktivierung des Powerbeckens: Vernetzung der Beckenbodenmuskulatur mit Hüften, Rücken und Bauch. Massage für die Organe – Gebärmutter, Blase und Darm.

→ Gut zu wissen

Diese Übung können Sie schon am Tag nach der Geburt im Bett machen. Sie fördert die Regulierung der Verdauung ebenso wie die Rückbildung der Gebärmutter.

Solide Geschmeidigkeit

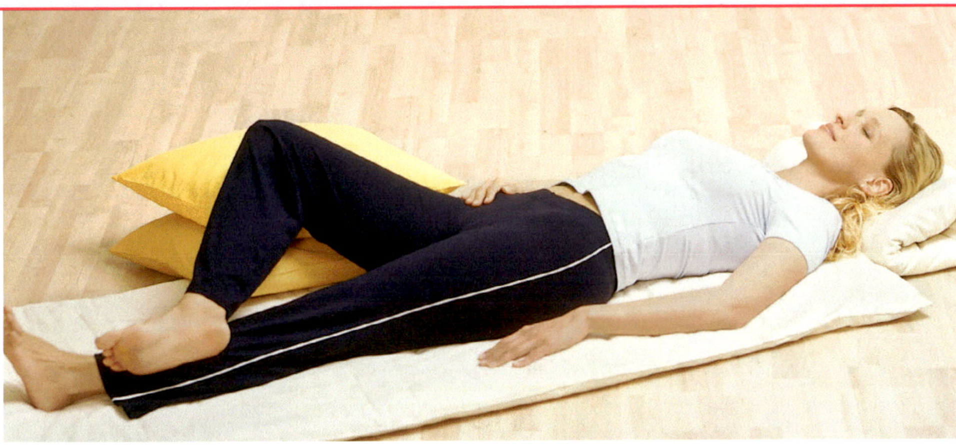

- Wie in »Energiestromkreis« (Seite 130) die Rückenlage sauber aufbauen. Das linke Bein ausstrecken. Fuß flex. Den rechten Fuß auf den linken Unterschenkel legen. Das rechte Knie aus dem Körper ziehen und weich zur Seite fallen lassen.

- Wenn Sie sich sehr schwach fühlen, können Sie das rechte Knie mit Kissen unterlegen. Mit der rechten Hand den rechten Oberschenkel bewusst nach außen drehen, ohne die Position zu verändern.

• Phase 1
Mit der Beckenbodenatmung die Hüften öffnen und entspannen: beim Einatmen die Sitzbeinhöcker und damit den Beckenboden aktivieren, beim Ausatmen entspannen. Zehnmal wiederholen.

• Phase 2
Zeichnen Sie Beckenachter: Den linken Sitzbeinhöcker nach hinten unten ziehen, dann den rechten, wieder den linken ... Zehnmal wiederholen.

• Phase 3
Jetzt wechseln Sie die Seite und wiederholen jede Phase ebenfalls zehnmal.

→ So üben Sie korrekt
Die Bewegung ist klitzeklein und konzentriert.

→ Was diese Übung bewirkt
Die Hüftmuskeln dehnen, das Becken stabilisieren, die Außenrotation der Oberschenkel wieder »programmieren«. Alle Schichten des Beckenbodens kräftigen. Die Organe massieren.

→ Gut zu wissen
Überfordern Sie sich nicht. Wenn Sie weniger Wiederholungen schaffen, als hier angegeben sind, so ist das ganz okay. Machen Sie die Übung nur zweimal: einmal am Morgen, einmal am Abend vor dem Einschlafen.

Kraft für die Umarmung

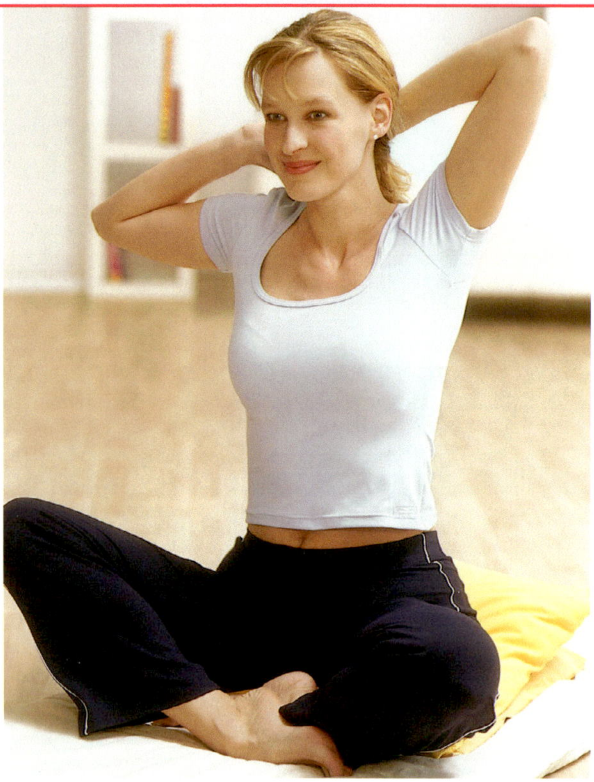

Die Arme bilden ein perfektes Dreieck hinter dem Kopf.

- Jetzt die Ellbogen so weit auseinander ziehen, den rechten nach rechts, den linken nach oben, bis Sie eine intensive, angenehme Dehnung spüren.

- Die Schulterblätter nach unten ziehen und die Brustwirbelsäule nach oben verlängern.

- Halten Sie die Dehnung drei Atemzüge lang und wechseln Sie dann die Seite: Einfach den linken Ellbogen nach links, den rechten in die Luft ziehen.

- Sie sitzen aufgerichtet im Schneidersitz auf einem Meditationskissen (oder auf einem Hocker oder dem Bettrand).

- Auf den Sitzbeinhöckern ausrichten und den Beckenboden aktivieren. Dehnen Sie den Scheitelpunkt zur Decke und verlängern Sie Scham- und Steißbein zart nach unten.

- Die Hände verschränken und die Arme über den Kopf strecken. Dann die Schultern nach außen unten setzen. Den rechten Ellbogen nach rechts ziehen, bis der rechte Oberarm ganz gerade zur Seite steht, während der linke Oberarm möglichst vertikal in die Luft ragt.

→ So üben Sie korrekt

Der Kopf weicht nicht nach vorn aus. Die Achse »Scheitel–Steißbein« bleibt absolut gerade. Das Becken stabil aufrichten und die Wirbelsäule aufspannen, dann geht es ganz leicht.

→ Was diese Übung bewirkt

Dehnt die gesamte Schulter- und Brustmuskulatur und kräftigt die Arme. Weckt das Bewusstsein für die Entlastung der Schultern.

→ Gut zu wissen

Sie können diese Übung auch vor und nach jedem Stillen kurz durchführen und so Haltungsschäden vorbeugen.

Stillhaltung

- Setzen Sie sich auf ein Meditationskissen (Hocker oder Bettrand) und spannen Sie den Rücken auf: Scham- und Steißbein fließen nach unten, der Scheitelpunkt zieht in die Gegenrichtung. Die Sitzbeinhöcker zusammenziehen und so den Beckenboden aktivieren. Am Rücken zum Kreuzbein hochziehen, am Bauch den Nabel zum Brustbein anheben.

- Die Arme auf Schulterhöhe anwinkeln und die Daumen so weit nach unten drehen, bis die Handinnenflächen nach vorn zeigen. Die Schultern entspannen.

- **Phase 1**

Das ist die Bewegung: Die Ellbogen seitlich zart auseinander ziehen, wieder lösen, ziehen, lösen ... ohne Anstrengung und ohne Kraft. Der Beckenboden pulsiert mit. Insgesamt 20-mal wiederholen.

- **Phase 2**

Den rechten Ellbogen zur rechten Seite ziehen, den linken Beckenboden mehr anspannen. Den linken Ellbogen ausziehen und den rechten Sitzbeinhöcker mehr anspannen. Jede Seite zehnmal wiederholen.

→ So üben Sie korrekt

Wenn es Ihnen sehr schwer fällt, die Schultern zu entspannen, können Sie die Übung auch in Rückenlage machen.

→ Was diese Übung bewirkt

Befreit die Schultern vom Druck der Arme, öffnet und dehnt den gesamten Brustkorb. Trainiert die Brustmuskulatur. Eine wunderbare Haltungsübung vor und nach dem Stillen.

→ Gut zu wissen

Wenn Sie dazu tendieren, die Oberarme so in die Schultern zu schieben, dass sich die Schultern anheben und rund machen müssen, ist die Dehnung anfangs anstrengend. Lieber nur dreimal sauber wiederholen, als sich zu überfordern.

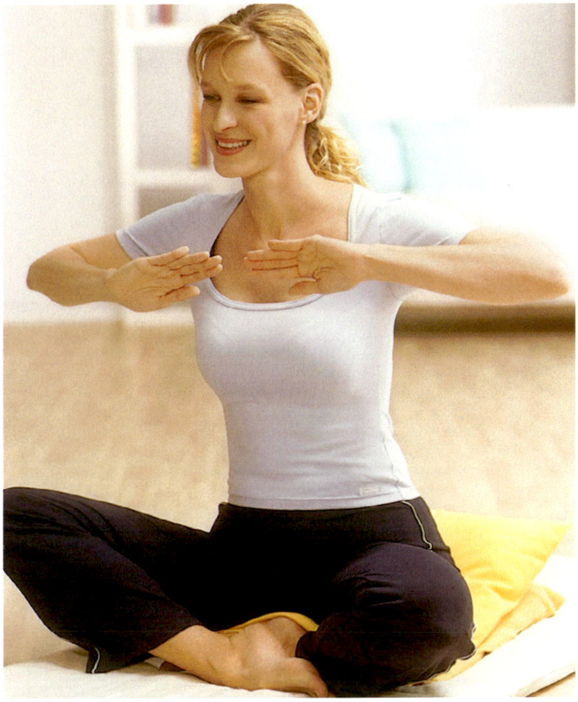

Rückbildung
Frühestens 7 Wochen nach der Geburt

Auf zur Bestform: Entdecken Sie Ihre neue Weiblichkeit. Durch das konsequente Training während der Schwangerschaft können Sie Ihre Figur jetzt schnell und nachhaltig schlank und schön modellieren. Das geschmeidige Becken weckt bald wieder Lust auf sexuelle Aktivität.

Die Stillhormone beeinflussen den Tonus der Haut und der Muskeln, alles ist weich und nachgiebig. Regelmäßiges Training verhindert das Ausleiern des Bindegewebes und schützt vor Dehnungsstreifen an der Brust. Sogar die Austrocknung der Scheide – verursacht von den Stillhormonen – wird durch das vernetzte Training der Beckenmuskeln abgeschwächt oder verhindert. Die Dammnaht heilt ebenfalls schneller.

Wenig Aufwand, große Wirkung

Kein anderes Säugetier kommt so unreif zur Welt wie das Menschenkind. Es kann etwa ein Jahr lang nicht selbst gehen, sondern ist darauf angewiesen, dass es getragen wird. Das verlangt von der Mutter noch einmal Höchstleistung.
Aufgerichtete Haltung und Übungen zur Kräftigung der Tiefenmuskulatur verhindern, dass Sie vor lauter mütterlicher Fürsorge selbst Schaden nehmen. Und es beschenkt Sie nach dem Abstillen mit Spannkraft und schönen Körperformen.

Die Kunst des Tragens

Das Rückbildungsprogramm verhindert zwar die Entstehung eines Beckenschiefstands, aber tragen Sie das Baby trotzdem körperfreundlich; entweder im Tragetuch, im Glückskäfer®-Sack oder mit beiden Händen und Armen vor dem Körper. Sollten Sie

Info

Rückbildung ist wichtig! Frauen, die daran »sparen«, tun sich keinen Gefallen. Der ignorierte Beckenboden erschlafft und zieht eine Vielzahl von Beschwerden nach sich wie Inkontinenz, Blasenschwäche, Hämorrhoiden, Organsenkungen und Rückenprobleme. In der Regel ist der Beckenboden mit sinnvollem Training ungefähr ein Jahr nach der Geburt wieder kräftig und straff. Stillen Sie Ihr Kind länger, dauert auch die Kräftigung der Beckenbodenmuskulatur länger.

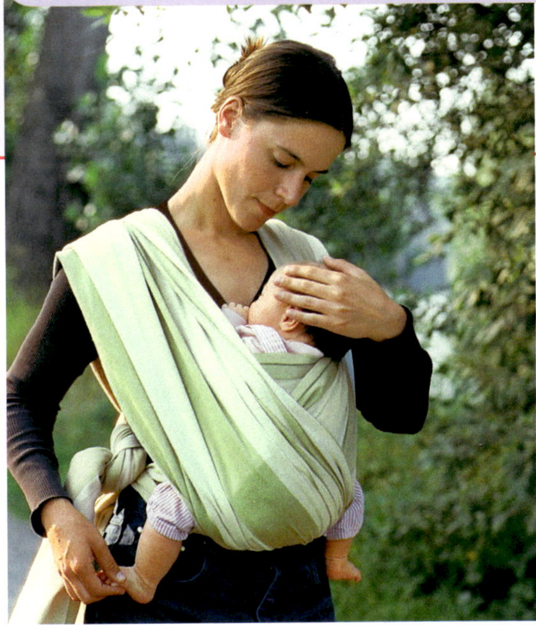

Tragen Sie Ihr Baby richtig: in einem Tragetuch oder mit Händen und Armen vorm Körper.

Ihr Kind auf Ihre Hüften setzen, so bitte abwechselnd mal links, mal rechts und nicht immer auf der gleichen Seite. Tragen Sie das Kind möglichst mit dem Bauch zum Körper, so können Sie seinen Rücken gut abstützen. Zeigt der Rücken des Babys zu Ihrem Körper, ist die kleine, noch weiche Wirbelsäule in Gefahr.

Netzwerk bilden

Das vernetzte CANTIENICA®- Beckenmuskeltraining beschleunigt und intensiviert die Rückbildung, hebt bereits abgesenkte Organe wieder an, stärkt Harnweg und Blase und schützt vor Verstopfung und Hämorrhoiden. Wenn Sie einen Kaiserschnitt hatten, dann wurden wichtige Nervenverbindungen zwischen Bauch und Beckenboden getrennt. Dies kann unter Umständen langfristig zu Beckenbodenbeschwerden führen. Ein gut trainierter Beckenboden und eine optimale Vernetzung der Tiefenmuskulatur sorgen für eine gute Durchblutung, die den Heilungserfolg beschleunigt. Sie mindert außerdem Verwachsungen und Narbenbeschwerden. Und weil bei der CANTIENICA®-Methode jede Übung den ganzen Körper von Scheitel bis Sohle einbezieht, macht dieses Beckenbodentraining auch straff, schön, schlank und knackig.
Reservieren Sie sich die notwendige Zeit für Ihr Wohlergehen, für Workout, Körpermassage und für die Atemmeditation. Bilden Sie Netzwerke mit anderen Müttern. Reden hilft gegen Verunsicherung. Und Sie können gegenseitig die Kinder betreuen.

Die Sprache der Liebe

Babys lieben es, die Stimme der Mutter zu hören. Erzählen Sie dem Kind, was Sie gerade tun, was Sie mit ihm vorhaben, was für ein wundervolles Leben auf es wartet. Erzählen Sie dem Kind, was in Ihnen vorgeht, wie die Gefühle Sie überschwemmen, die Liebe und die Fürsorge. Erzählen Sie ihm, was für Sie alles neu ist, erzählen Sie auch von Ihren Ängsten und Unsicherheiten. Achten Sie auf die Ichform: Ich, deine Mutter, du, geliebtes Kind. Das Kind versteht.

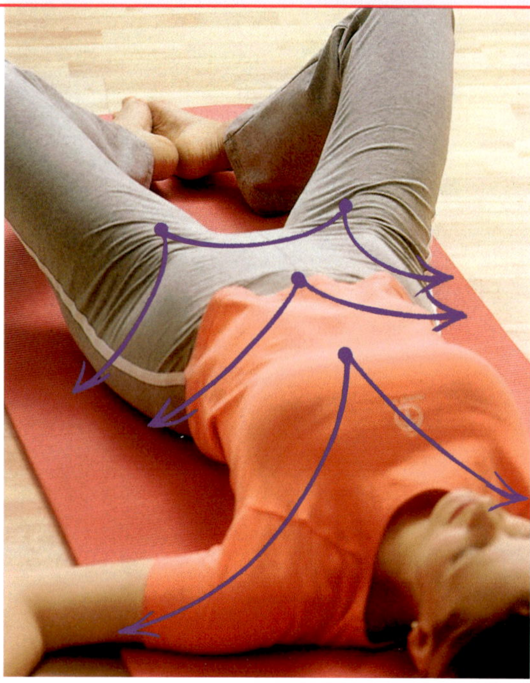

Den Bauchraum »heimholen« mit gezielten Atemmeditationen von unten nach oben.

Selbstbesinnung atmen

Diese Atemübung machen Sie im Liegen: abends vor dem Einschlafen oder nachts, nachdem Sie das Kind versorgt haben und nicht wieder in den Schlaf finden. Sie ist auch nach dem Stillen angenehm, während das Kind auf Ihrer Brust schläft. Und sie ist für die Zeit morgens gleich nach dem Aufwachen geeignet, wenn der Papa das Kind wickelt und den Kräutertee für Sie kocht.

- **Phase 1**

Sie sind in der Rückenlage: Beine angewinkelt, Füße und Knie hüftweit auseinander. Dann das Becken aufrichten, den Rücken aufspannen und die Schultern loslassen.

- **Phase 2**

Atmen Sie durch den Beckenboden ein. Wirbel um Wirbel aufspannen und am Scheitelpunkt ausatmen. Wiederholen Sie zehnmal.

- **Phase 3**

Wieder einatmen und die Sitzbeinhöcker zusammenziehen. Lassen Sie beim Ausatmen die Beckenschaufeln weit und weich in die Unterlage fließen. Ebenfalls zehnmal.

- **Phase 4**

Durch den Bauchnabel einatmen und beim Ausatmen die Rippen weich und weit in die Unterlage sinken lassen; zehnmal.

- **Phase 5**

Atmen Sie jetzt genau zwischen den Brüsten durch das Brustbein ein. Beim Ausatmen lassen Sie die Schultern weich und weit in die Unterlage fließen. Ebenfalls zehnmal wiederholen.

Und wo bleibt die Lust?

Das Kind hat Hunger. Das Kind hat die Windeln voll. Das Kind weint. Das Kind schläft nicht. So süß der Säugling auch ist, er beherrscht die Familie. Die Tage – und erst recht die Nächte. Diese ständige und unberechenbare Anwesenheit stellt die Partnerschaft der Eltern auf eine harte Probe und verändert die Beziehung für viele, viele Jahre. Der permanente körperliche Kontakt mit dem Baby und die hormonelle Situation während der Stillzeit dämpft die Libido der Frau. Sie hat Angst vor Schmerzen im Dammbereich beim Verkehr. Und sie fühlt sich verletzlich: Ist ihr Körper noch schön und begehrenswert? Oft ist sie einfach nur erschöpft ... Alles im grünen Bereich und ganz normal. Gehen Sie es langsam an mit dem Sex. Zärtlichkeit, Trost, Schutz und Verständnis Ihres Partners sind die Grundvoraussetzung, um wieder zu einem befriedigenden Miteinander zu finden.

Tipp

Wenn Ihre Scheide trocken ist und der Damm spannt, gibt es eine Vielzahl von Gleitcremes, die diesem Problem abhelfen können; Ihre Hebamme weiß Rat.

Schnell in Form

Nach zwei Wochen Rückbildung (ungefähr zehn Wochen nach der Geburt) sind Ihre Muskeln kräftig genug, um behutsam das Aufbautraining anzufangen. Hier ein Training für alle, bei denen Bewegung schon vor und auch während der Schwangerschaft zum Alltag gehörte und die nun wieder einsteigen wollen: Walking, Schwimmen und Leichtlaufen. Die Angaben der Pulsschläge beziehen sich auf eine Minute.

Walking

Es macht Spaß, ist überall möglich. Denken Sie an die Nasenatmung (geschlossener Mund) beim Walken oder nehmen Sie eine Pulsuhr mit.

- **Die erste Woche**

1. Tag: 20 Minuten Walken bei 110 bis 120 Pulsschlägen
2. Tag: 20 Minuten CANTIENICA®-Rückbildungsprogramm
3. Tag: 30 Minuten Walken bei 130 Pulsschlägen
4. Tag: Pause
5. Tag: 40 Minuten Walken bei 130 Pulsschlägen

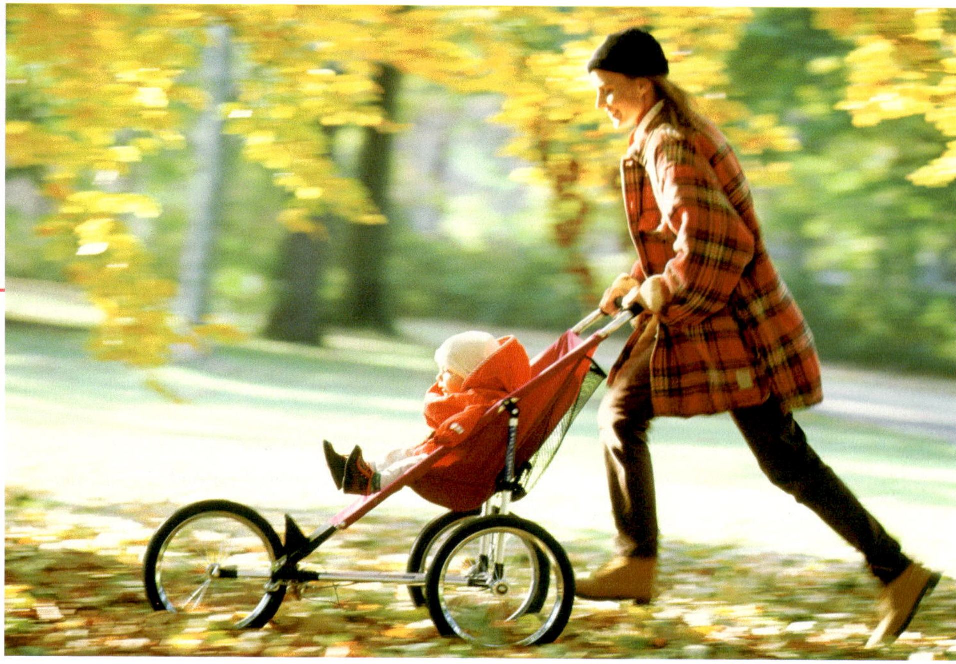

Leichtlaufen: Setzen Sie während der Rückbildungszeit auf sanfte Ausdauersportarten.

6. Tag: 50 Minuten CANTIENICA®-Rückbildungs- und -Grundprogramm
7. Tag: 45 Minuten Walken bei 135 Pulsschlägen (leicht beschleunigt)

• Zweite und dritte Woche

1. Tag: 45 Minuten Walken bei 140 Pulsschlägen (Tempo beschleunigen)
2. Tag: 50 Minuten CANTIENICA®-Rückbildungs- und Grundprogramm
3. Tag: 60 Minuten Walken bei 120 Pulsschlägen
4. Tag: Pause
5. Tag: 45 Minuten Walken bei 130 Pulsschlägen
6. Tag: 50 Minuten CANTIENICA®-Rückbildungs- und Grundprogramm
7. Tag: 60 Minuten Walken bei ca. 135 Pulsschlägen (leicht beschleunigt, aber Sie können sich immer noch unterhalten)

Schwimmen

Für Wasserratten gibt es nichts Schöneres. Es verbrennt Kalorien und formt harmonische Muskeln am ganzen Körper. Auch beim Schwimmen lässt sich eine Pulsuhr einsetzen. Schwimmen mit voller Brust ist unangenehm, also gehen Sie erst nach dem Stillen zum Sport. Vaseline auf der Brustwarze schützt vor Infektionen.

• Die erste Woche

1. Tag: 20 Minuten Schwimmen bei 110 bis 120 Pulsschlägen
2. Tag: 20 Minuten CANTIENICA®-Rückbildungsprogramm
3. Tag: 30 Minuten Schwimmen bei 120 Pulsschlägen
4. Tag: Pause
5. Tag: 40 Minuten Schwimmen bei 130 Pulsschlägen

6. Tag: 50 Minuten CANTIENICA®-Rückbildungs- und Grundprogramm
7. Tag: 40 Minuten Intervall-Schwimmen: 20 Minuten bei 120 Pulsschlägen, 10 Minuten beschleunigen bei maximal 150 Pulsschlägen, danach 10 Minuten langsam schwimmen

• Zweite und dritte Woche

1. Tag: 45 Minuten bei ca. 130 Pulsschlägen (Intervall-Training: zwischendurch beschleunigen, wieder langsamer werden)
2. Tag: 50 Minuten CANTIENICA®-Rückbildungs- und Grundprogramm
3. Tag: 60 Minuten Schwimmen bei 120 Pulsschlägen
4. Tag: Pause
5. Tag: 45 Minuten Intervall-Schwimmen bei 110 bis maximal 140 Pulsschlägen
6. Tag: 50 Minuten CANTIENICA®-Rückbildungs- und Grundprogramm
7. Tag: 40 Minuten Intervall-Schwimmen: 145 bis 150 Pulsschläge, abwechselnd 10 Minuten langsam, 5 Minuten schnell

Leichtlaufen

Wenn Sie »leicht laufen«, spüren Sie die Freude an der Bewegung und am neuen Körper. Trainieren Sie ganz ohne Ehrgeiz und lassen Sie andere überholen. Denken Sie auch beim Laufen an die Nasenatmung und nehmen Sie eine Pulsuhr mit.

• Die erste Woche

1. Tag: 20 Minuten Laufen bei 135 Pulsschlägen
2. Tag: 20 Minuten CANTIENICA®-Rückbildungsprogramm
3. Tag: 30 Minuten Laufen bei 140 Pulsschlägen
4. Tag: Pause
5. Tag: 40 Minuten Laufen bei 135 Pulsschlägen
6. Tag: 50 Minuten CANTIENICA®-Rückbildungs- und Grundprogramm
7. Tag: 45 Minuten Laufen bei ca. 145 Pulsschlägen (leicht beschleunigt)

• Zweite und dritte Woche

1. Tag: 20 Minuten Intervall-Laufen bei 130 Pulsschlägen, 5 Minuten beschleunigen auf ca. 145 Pulsschläge, 10 Minuten langsamer, 5 Minuten beschleunigen
2. Tag: 50 Minuten CANTIENICA®-Rückbildungs- und Grundprogramm
3. Tag: 60 Minuten Laufen bei 130 bis maximal 140 Pulsschlägen
4. Tag: Pause
5. Tag: 45 Minuten Laufen bei ca. 140 Pulsschlägen
6. Tag: 50 Minuten CANTIENICA®-Rückbildungs- und Grundprogramm
7. Tag Intervall-Laufen: 20 Minuten bei ca. 120 Pulsschlägen, 5 Minuten beschleunigen auf ca. 145 Pulsschläge, je 5 Minuten langsam – schnell – langsam, 5 Minuten schneller bei ca. 145 bis 150 Pulsschlägen

Kreuzschmeichler

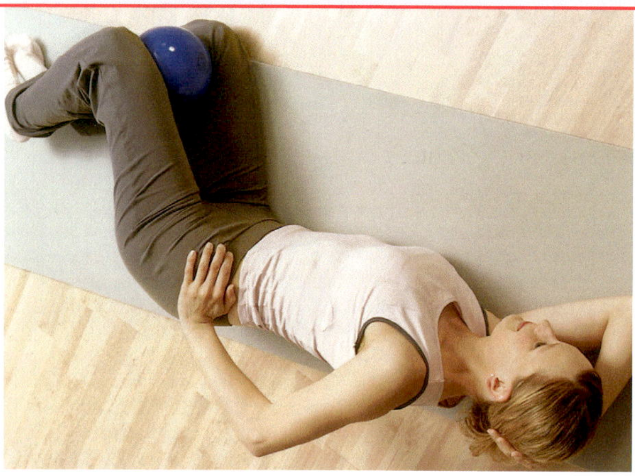

- Nehmen Sie die Seitenlage ein und legen Sie ein Kissen oder einen leicht aufgepusteten Luftballon unter die Taille. Die Beine vorm Körper anwinkeln, Ober und Unterschenkel bilden einen rechten Winkel.

- Die Schultern nach außen unten senken. Den Scheitelpunkt lang ziehen, Scham- und Steißbein dehnen in die Gegenrichtung. Die Hüftknochen stehen vertikal übereinander, ebenso die Schultergelenke. Wenn Sie sich schön aufspannen, so fühlt sich auch die belastete Schulter ultraleicht an. Eventuell legen Sie ein kleines Kissen unter den Kopf.

- Die Sitzbeinhöcker nach hinten oben ziehen und den Beckenboden voll aktivieren: Scham- und Steißbein so weit nach unten ziehen, bis der Rücken gerade und aufgespannt ist. Wieder nach hinten oben mit den Sitzbeinhöckern, dann wieder nach unten lang ziehen. Zehnmal wiederholen.

→ So üben Sie korrekt

Vor der Geburt haben Sie in Seitenlage eine große Beckenschaukelbewegung gemacht; jetzt geht es um die Aufrichtung des Beckens, um die Dehnung von Rücken- und Bauchmuskeln.

→ Was diese Übung bewirkt

Becken aufrichten, den unteren Rücken kräftigen und dehnen, die Bauchmuskeln straffen.

→ Gut zu wissen

Wenn Sie unsicher sind, können Sie die Übung gegen eine Wand gelehnt machen: Der Rücken berührt die Wand. Ein kleines, gefaltetes Handtuch im Kreuz verhindert, dass Sie ihn flach drücken. Der Kopf berührt die Wand nicht.

Rückgrat

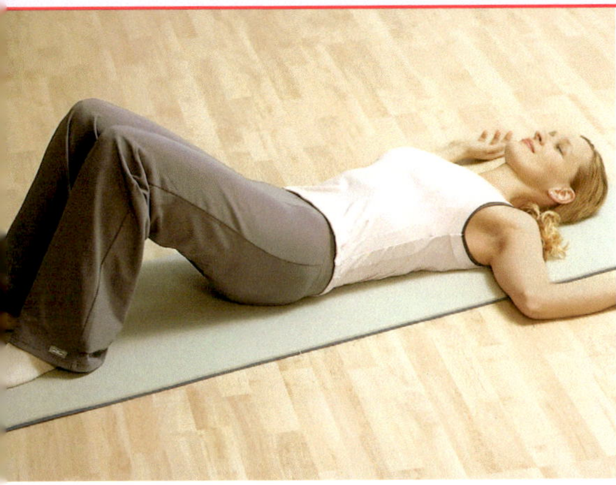

● Sie kennen den Übungsablauf aus dem Grundprogramm als »Hängebrücke«. Sie ist sehr effektiv für die Rückbildung und vernetzt die Becken-, Rücken-, Bauchmuskulatur extrem schnell und nachhaltig.

● Sie sind in der Rückenlage und haben die Arme seitlich in U-Form auf Schulterhöhe angewinkelt.

● Die Beine anwinkeln; Füße und Knie stehen hüftweit auseinander. Die Füße bilden ein kleines »V«: Die Fersen stehen etwas näher beieinander als die Zehen. Das ermöglicht den Oberschenkeln die anatomisch gute Außenrotation.

● Wenn die Knie auseinander oder aneinander fallen, legen Sie einen leicht aufgepusteten Luftballon dazwischen, damit die ideale Beinachse bleibt.

● Die Sitzbeinhöcker erst in Richtung Boden dehnen, dann zusammenziehen. Jetzt die Sitzbeinhöcker in Richtung Kniekehlen ziehen. Der Bauchnabel sinkt ein, der untere Rücken hängt schwerelos. Die Sitzbeinhöcker ziehen und ziehen, bis sich drei, höchstens vier Wirbel leicht von der Unterlage heben. Zehnmal mit dem Beckenboden pulsieren.

● Den Rücken behutsam wieder absenken und dann entspannen.

→ **So üben Sie korrekt**

Der Bauch bildet während der ganzen Übung eine Hohlwanne und ist vollkommen entspannt.

→ **Was diese Übung bewirkt**

Die Vernetzung der innere Beckenbodenschicht mit den Muskeln der Hüften, der Oberschenkel und des unteren Rückens. Die Übung wirkt dem verkürzenden Beckenkippen entgegen.

→ **Gut zu wissen**

Die Übung ist Dehnung und Kräftigung gleichzeitig.

Bauchschön

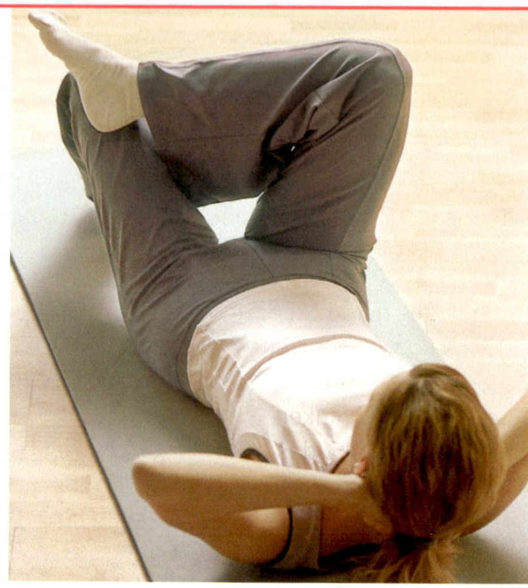

● Sie liegen auf dem Rücken, die Beine angewinkelt und aufgestellt. Scham- und Steißbein in Richtung Fersen dehnen. Das rechte Knie in einem großen Bogen zur Brust führen und den rechten Fuß auf das linke Knie legen. Fuß flex.

● Den Beckenboden aktivieren und über dem Steißbein »aufhängen«. Den rechten Oberschenkel bewusst nach außen rotieren. Hände hinter dem Kopf verschränken und Kopf in einem schönen, runden Bogen hochziehen.

● Die Ellbogen sind seitlich vom Körper abgespreizt, die Arme bilden zwei offene Dreiecke. Das Brustbein einsinken lassen, so rundet sich die Halswirbelsäule leicht und wird gedehnt. Der Nacken bleibt entspannt.

● Den Bauchnabel zart zum Brustbein ziehen, die Spannung halten und den Beckenboden voll aktivieren. Jetzt den Scheitelpunkt Richtung Beckenboden ziehen. Aufgespannt wie Sie sind, ist diese Bewegung höchstens zwei Zentimeter groß – aber dafür superintensiv! Mit zehn Pulsen anfangen. Im Lauf der Zeit 40 Wiederholungen. Das ist die Steigerung: Den linken Fuß leicht vom Boden heben und das Becken stabil halten. Aus dem Scheitelpunkt zum Beckenboden pulsieren.

→ So üben Sie korrekt

Die Bauchdecke bleibt entspannt, damit sich Haut und Bindegewebe schön gleichmäßig zurückbilden können. Alle Bauchmuskeln darunter arbeiten vernetzt zusammen; besonders wichtig bei Rektusdiastase (Seite 20). Nur wenn die äußere Muskelschicht entspannt bleibt, kann sich der Spalt zwischen den Muskeln zurückbilden.

→ Was diese Übung bewirkt

Vernetzung der Tiefenmuskulatur von Beckenboden Rücken, Hüften und Bauch. Kraft, Stabilität und formschöne Rückbildung.

→ Gut zu wissen

Sehen Sie Ihren Bauch an, bevor Sie mit den Pulsen beginnen. Wenn er gedehnt und flach ist – so wie Sie ihn möchten –, stimmt Ihre Position. Wirft er Falten, bauen Sie die Position neu auf. Bildet der Oberbauch eine steinharte Kugel: entspannen.

Beckenöffner

- Sie sind in aufgespannter Rückenlage wie für die Übung »Bauchschön« (Seite 142).

- Ziehen Sie das linke Knie in einem großen Bogen aus dem Körper in Richtung Brust. Den Oberschenkel ausdrehen und den Fuß auf den rechten Oberschenkel legen, gleich oberhalb des Knies. Den linken Oberschenkel noch mehr ausdrehen, das befreit die Hüftgelenke von jedem Druck.

- Das Becken ist stabil. Mit der Kraft des Beckenbodens halten Sie das Bein möglichst ausgedreht und üben so lange einen leichten Druck aus, bis sich ein schönes, flaches Dreieck bildet.

- Jetzt das rechte Knie im großen Bogen so zur Brust hochziehen, dass eine intensive Dehnung über der linken Hüfte entsteht. Halten Sie das Becken stabil.

- Beim Einatmen den Beckenboden aktivieren, beim Ausatmen den Beckenboden loslassen und dabei tiefer in die Dehnung sinken. Das Knie näher zur Brust ziehen und als Gegenzug die beiden Sitzknochen in Richtung Boden ziehen. Fünf bis zehn Atemzüge lang.

- Wechseln Sie die Seite: Den rechten Fuß zunächst auf den linken Schenkel legen und dann das linke Knie in Richtung Brust hochziehen. Ebenfalls fünf bis zehn Atemzüge lang.

→ So üben Sie korrekt

Wenn es Ihnen anfangs schwer fällt, das Becken stabil zu halten und es zur Seite ausscheren will: Ziehen Sie mit beiden Händen die Hüftknochen Richtung Fersen und halten sie fest.

→ Was diese Übung bewirkt

Richtet das Becken auf, stabilisiert die Lendenwirbelsäule, entlastet die Gelenke, dehnt die Hüft-Gesäßmuskeln und den Hüftbeuger (*Iliopsoas*).

→ Gut zu wissen

Sobald Sie mit den Grundpositionen vertraut sind, können Sie mit dieser Übung direkt an »Bauchschön« anschließen, bevor Sie die Seite wechseln. Das spart Zeit und macht die Übungen intensiver.

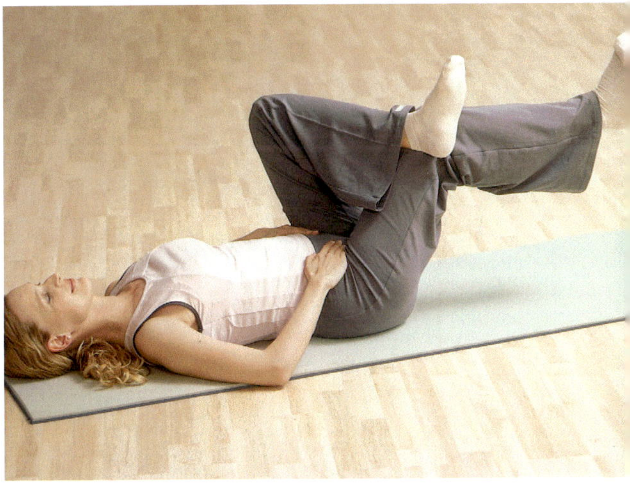

Bauchflach

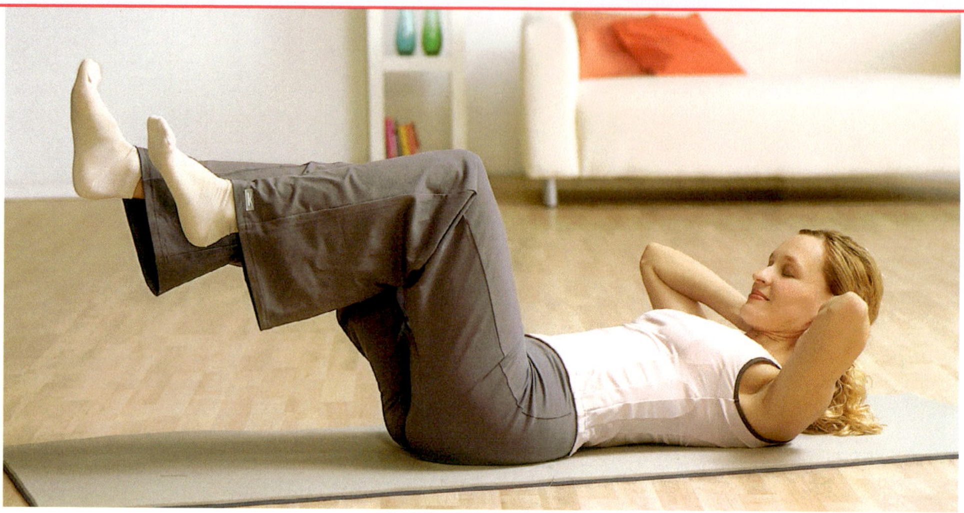

• Bauen Sie die Rückenlage schön auf: Die Beine so anheben, dass Unter- und Oberschenkel einen rechten Winkel bilden. Scham- und Steißbein nach vorn und den Scheitelpunkt in die Gegenrichtung so lang dehnen, bis Sie »schweben«. Verschränken Sie die Hände wie für »Bauchschön« (Seite 142) hinter dem Kopf und runden Sie dann den Kopf ein.

• Ziehen Sie den Bauchnabel zart zum Brustbein hoch, um alle Muskeln zu vernetzen. Mit voll aktiviertem Beckenboden einen Fuß vorschieben und immer noch mit voll aktiviertem Beckenboden so zurückziehen, als würden Sie gegen einen schweren Widerstand arbeiten.

• Machen Sie die Bewegung anfangs nur ganz klein, damit Sie spüren, wie der Beckenboden die Beine steuert. Mit wachsender Sicherheit können Sie die Bewegungen größer machen. Mit sechs Wiederholungen anfangen. Steigern Sie sich auf 20-mal.

• Alternative: Wenn Ihnen das Einrunden am Anfang schwer fällt, können Sie die Übung auch mit dem Kopf am Boden machen.

→ So üben Sie korrekt
Das Schambein steht nicht hoch! Das Becken ist ruhig und stabil. Die Bauchdecke ist entspannt, flach und faltenlos.

→ Was diese Übung bewirkt
Vernetzt den Beckenboden mit den Muskeln der Beine, des Bauches, der Hüften und des Rückens. Formt den Bauch schön.

→ Gut zu wissen
Die Übung kann am Anfang sehr anstrengend sein. Machen Sie nur so viele Wiederholungen, wie Sie mit flachem, vernetztem Bauch schaffen.

Schenkelschlank

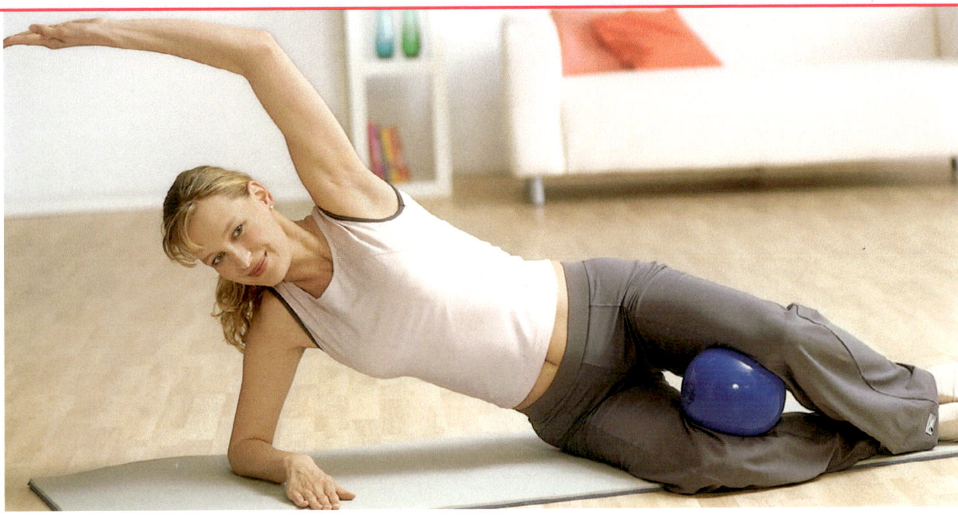

- Seitenlage. Beine vor dem Körper rechtwinklig anwinkeln. Legen Sie einen Softball zwischen die Knie. Oberkörper lang strecken und auf dem Unterarm aufstützen. Hüftknochen und Schultern stehen vertikal übereinander! Die Sitzbeinhöcker nach unten dehnen, damit das Becken optimal aufgerichtet und die Taille samt Bauch gedehnt und vernetzt sind. Den freien Arm über dem Kopf ausstrecken und ausdrehen. Das hält den Schulterstand stabil. Den Kopf zum aufgestützten Arm drehen.

- Beckenboden aktivieren und das obere Knie ganz leicht nach vorn schieben: Das entlastet das Hüftgelenk und stabilisiert den Rücken. Jetzt das obere Bein anheben, ohne den Beckenstand zu verändern. Der Fuß ist flex und die Ferse steht tiefer als die Zehen.

- Aus dem Beckenboden das Bein spiralförmig verschrauben: Beckenboden voll aktivieren, dann ein wenig lösen, wieder voll aktivieren ... Dieser Impuls erfasst alle Muskeln des Beins, setzt sich bis zur Ferse fort und fließt wieder zurück in den Beckenboden. Mit zehn Wiederholungen anfangen. Steigern Sie sich auf 40-mal; Seite wechseln.

→ So üben Sie korrekt
Den Beckenboden in keiner Phase schnellen lassen. Die Bewegung ist bewusst und konzentriert – und wird früher oder später zum Automatismus im Alltag beim Gehen!

→ Was diese Übung bewirkt
Beckenpower. Vernetzung von Oberschenkeln, Hüften, Beckenboden und Bauch. Formt die Schenkel und trägt Reiterhosenspeck ab.

→ Gut zu wissen
Sie können die Übungen gegen eine Wand gelehnt durchführen, dann spüren Sie, ob Becken und/oder Schultern ausweichen möchten.

Vollwertkraft

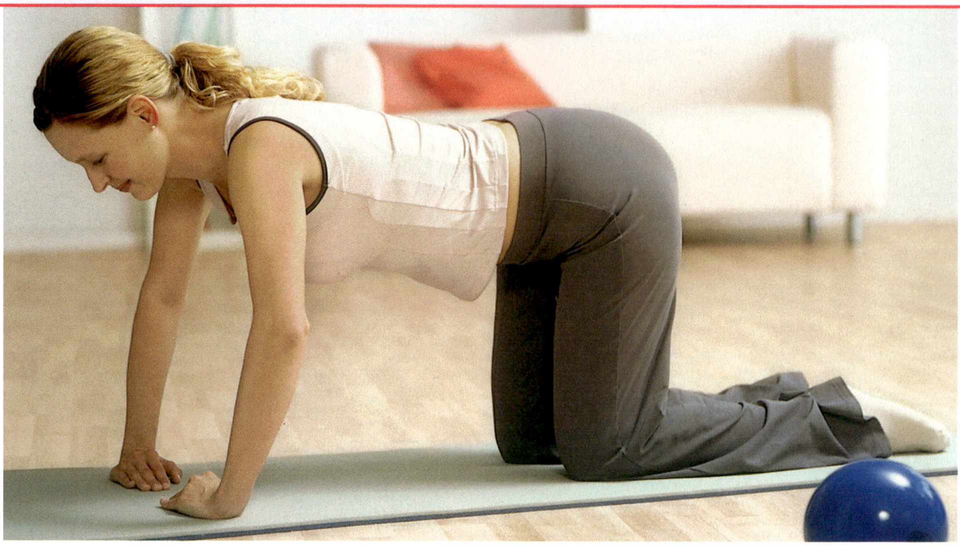

● Gehen Sie auf einer angenehm weichen Unterlage in den Vierfüßlerstand. Die Hände sind exakt unter den Schultern, die Knie unter den Hüftgelenken.

● Die Finger zeigen nach innen zueinander, mit leicht gewölbten Händen. Die Ellbogen sind leicht gebeugt und ziehen auseinander. Den Bauchnabel dehnen Sie zart zum Brustbein hoch.

● Dehnen Sie den Rücken: Scham- und Steißbein nach hinten und den Scheitelpunkt nach vorn, bis die Wirbelsäule aufgespannt ist. Die Rippen entspannen und das Brustbein ganz leicht hochziehen.

● Jetzt mit den Sitzbeinhöckern »blinzeln«: anspannen, lösen, anspannen ... in relativ schnellem Tempo. Das Becken ist aufgerichtet und absolut stabil. Die Bewegung findet nur am Beckenboden, und nicht (!) am Rücken statt. 20- bis 100-mal wiederholen.

→ So üben Sie korrekt

Die Wirbelsäule zwischen den beiden Polen, Scheitelpunkt und Steißbein, dehnen und aufspannen, aber ohne das Becken zu kippen. Sobald Sie kippen, geht die Aufspannung verloren. Der Kopf steht waagerecht zur Wirbelsäule.

→ Was diese Übung bewirkt

Das Powerbecken mit den Rückenmuskeln und den Schultern vernetzen. Kraft für die Arme.

→ Gut zu wissen

Sie kennen diese Übung aus dem »Tiger-Stretch« (Seite 92/93). In der Rückbildung ist sie besonders wichtig, weil sie auch den Bauch trainiert und die äußeren Bauchmuskeln schließen hilft.

Tigerbuckel

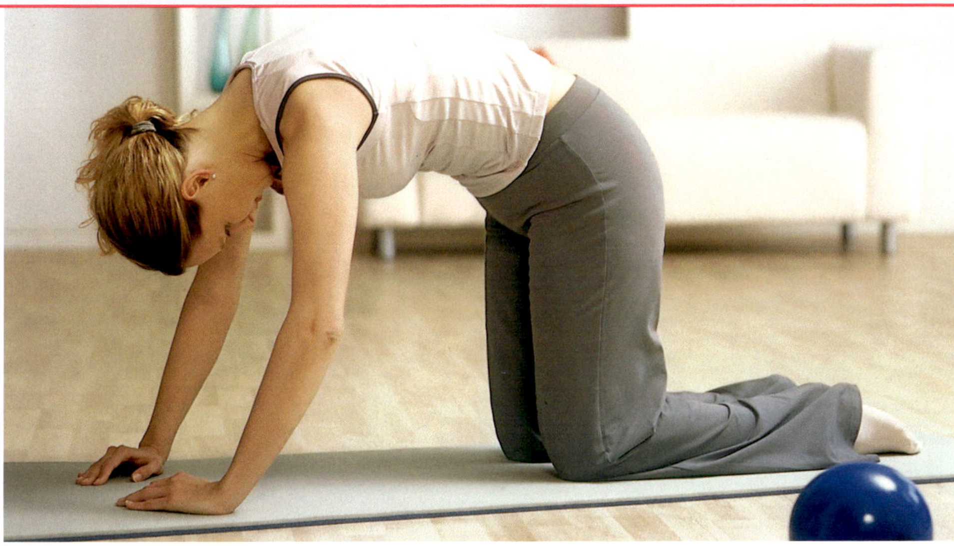

- Direkt aus der Grundposition von »Vollwertkraft« (Seite 146): Dehnen Sie Ihren Rücken »tischflach«. Gleichzeitig auch das Steißbein nach hinten unten und den Scheitelpunkt nach vorn unten lang ziehen.

- Das Brustbein ziehen Sie hoch. Die Wirbelsäule bildet einen schönen, runden Bogen. Dann wieder lang ziehen: das Steißbein nach hinten und den Scheitelpunkt nach vorn; wieder einrunden ...

- Die Bewegung kommt von den beiden Enden der Wirbelsäule. Stellen Sie sich vor, wie Sie einen Bogen oder ein junges Weidestöckchen spannen: Sie ziehen an den Enden. Der Bogen dazwischen wird nicht kürzer, sondern bleibt gleich lang.

- Mit dreimal anfangen und auf zehn Tigerbuckel steigern.

→ So üben Sie korrekt

Arbeiten Sie in ziemlich flinkem Tempo, auf »ein-und-zwan-zig« einrunden, auf »zwei-und-zwan-zig« strecken. Wenn Sie langsam Wirbel um Wirbel aufeinander stapeln, dann verkürzen Sie die Muskeln und klemmen die Bandscheiben ein.

→ Was diese Übung bewirkt

Vernetzte Geschmeidigkeit für den Torso. Entlastung und Entspannung des Rückens.

→ Gut zu wissen

Die Übung vernetzt alle Rückenmuskeln und bringt Ihnen die gute Haltung schnell wieder.

Liegestütz

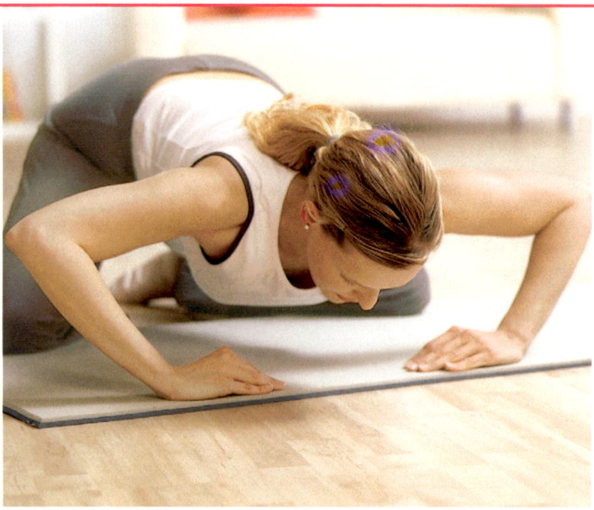

→ **So üben Sie korrekt**
Das Becken darf nicht kippen!

→ **Was diese Übung bewirkt**
Vernetzung von der Sohle bis zum Scheitel und zurück. Beckenpower und Rückenkraft werden vernetzt und bringen eine gute Haltung.

→ **Gut zu wissen**
Qualität geht vor Quantität: Machen Sie am Anfang lieber nur zwei schöne Liegestütze als zehn vermurkste.

- Die Grundposition »Vollwertkraft« (von Seite 146) einnehmen: Die Knie, so weit Sie können, auseinander grätschen. Die Hüftknochen sind auf einer Linie mit den Knien. Die Füße stehen näher beieinander als die Knie.

- Setzen Sie die Hände weiter auseinander auf. Die Finger zeigen zueinander, die Handflächen sind so leicht gewölbt, dass darunter ein Käfer krabbeln könnte. Die Ellbogen seitlich so lang auseinander ziehen, bis die Schultern weit und offen sind.

- Scham- und Steißbein nach hinten und den Scheitelpunkt nach vorn dehnen. Die Rippen entspannen und das Brustbein leicht nach oben ziehen, als wollte es die Wirbelsäule berühren. Dann den Bauchnabel zart zum Brustbein hochziehen: Das sorgt für die Vernetzung der Bauchmuskulatur.

• Phase 1
Durch den rechten Sitzbeinhöcker einatmen und durch die linke Schulter ausatmen. Danach beim Einatmen den linken Sitzbeinhöcker anziehen und beim Ausatmen die rechte Schulter nach außen unten setzen. Insgesamt zehnmal wiederholen.

• Phase 2
Die Sitzbeinhöcker zusammenziehen und den Beckenboden voll aktivieren. Aus dieser stabilen Powerstellung senken Sie den Oberkörper so weit ab, bis die Nase knapp über dem Boden steht. Dann zwei Zentimeter anheben, wieder senken, anheben ... Die Bewegung ist klein und sehr intensiv. Zehnmal wiederholen.

Der Frosch dehnt sich

- Das Gesäß auf die Fersen senken. Scham- und Steißbein nach hinten und den Scheitelpunkt nach vorn dehnen. Mit den Händen am Boden nach vorn laufen und entspannen.

- **Phase 1**

Ziehen Sie den Hals aus den Schultern und senken Sie den Kopf nach unten, um jetzt einfach alles vollkommen zu entspannen: Arme, Schultern, Hals, Rücken und Beckenboden. Tief und bewusst atmen.

- **Phase 2**

Jetzt den Beckenboden beim Einatmen aktivieren und beim Ausatmen lösen. Bei jedem Atemzug werden die Hüftgelenke weicher und Sie sinken tiefer in die Entspannung. Zehnmal wiederholen.

→ **So üben Sie korrekt**
Wenn Ihr Damm bei der Geburt genäht werden musste, machen Sie diese Übung erst, nachdem die Naht nicht mehr spannt.

→ **Was diese Übung bewirkt**
Muskelvernetzung sowie Dehnung und Entspannung des unteren Rückens.

→ **Gut zu wissen**
Der Frosch ist eine tolle SOS-Übung gegen Kreuzschmerzen und Schulterverspannungen.

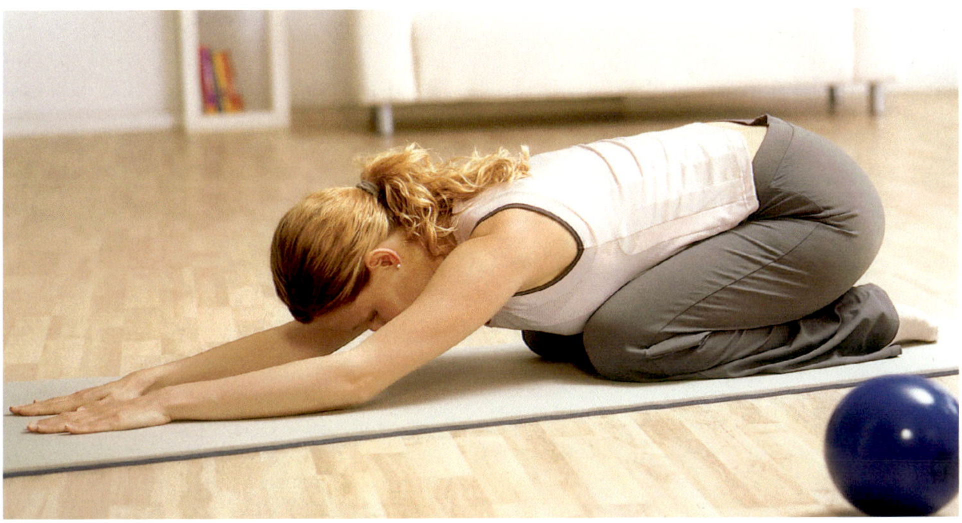

Bambus im Wind

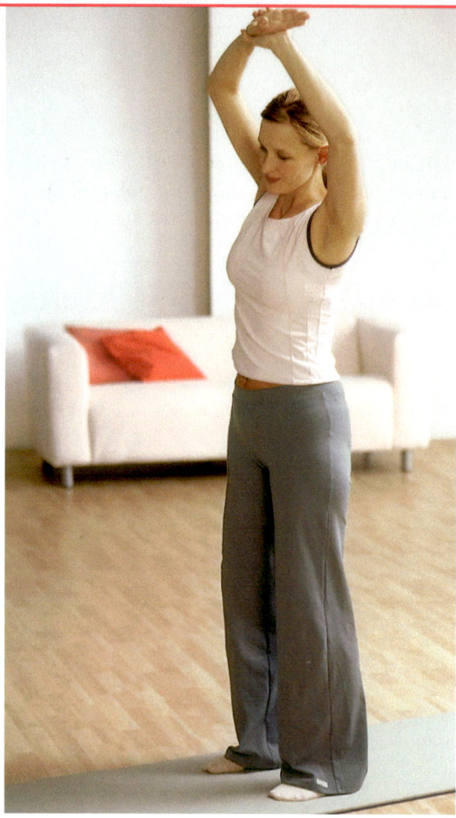

→ **So üben Sie korrekt**
Bauch und Taille fühlen sich auf beiden Seiten gedehnt an und sind faltenfrei. Sobald sich die Seite zusammenzieht, zu der Sie Ihren Oberkörper dehnen, ist das Becken nicht mehr stabil.

→ **Was diese Übung bewirkt**
Die Vernetzung der Tiefenmuskulatur von den Zehen- bis zu den Fingerspitzen. Macht eine schlanke Taille und hilft auch gegen berüchtigte »Hüftröllchen«.

→ **Gut zu wissen**
Je entspannter die Schultern und länger der Nacken, desto besser haben Sie die Übung umgesetzt.

- Stellen Sie sich hin: Füße und Knie hüftweit auseinander; die Knie sind locker.

- Die Sitzbeinhöcker ultrazart zusammenziehen und das Gewicht auf beide Beckenhälften verteilen. Scham- und Steißbein nach unten, den Scheitelpunkt nach oben fließen lassen.

- **Phase 1**

Durch den Beckenboden einatmen und durch den Scheitelpunkt ausatmen. Dabei immer länger und leichter werden. Lösen Sie alle horizontalen Muskelspannungen (Brustkorb). Zehnmal wiederholen.

- **Phase 2**

Mit der linken Hand das rechte Handgelenk umfassen. Die Arme heben Sie nach oben über den Kopf. Ziehen Sie die Schulterblätter nach unten und neigen Sie sich aus dem Scheitelpunkt im gedehnten Bogen nach rechts. Die linke Ferse in den Boden pressen und so das Becken stabilisieren.

- Halten Sie die Dehnung drei Atemzüge. Im fließenden Bogen zur Mitte zurückkehren.

- Dann mit der rechten Hand das linke Handgelenk umfassen und die Seite wechseln.

Standfest

- Direkt aus »Bambus im Wind« (Seite 150): Sie stehen mit gut verankerten Füssen hüftweit auseinander. Die Knie sind locker. Steiß- und Schambein dehnen sich nach unten, der Scheitelpunkt zieht gleichzeitig nach oben.
- Verschränken Sie die Hände und strecken Sie die Arme über dem Kopf aus. Die Handflächen zur Decke drehen und die Schultern nach außen unten setzen. Wenn Ihr Baby wie ein Äffchen bequem auf Ihren Schultern sitzen könnte, ist es genau richtig.

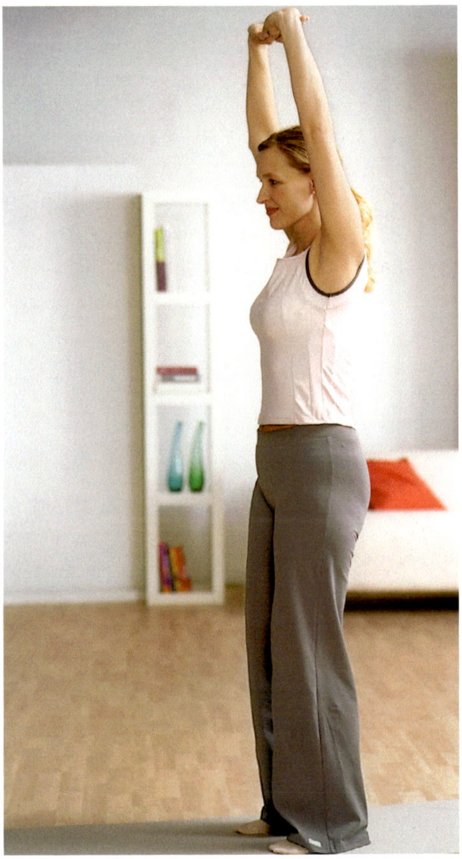

- Das Becken aufrichten und mit Beckenbodenspannung stabilisieren. Richten Sie die Wirbelsäule vertikal aus.
- Nun schieben Sie die Hände so weit nach oben, bis sich die Armkugeln und die Schultern leicht anheben.
- Die Schulterblätter nach unten ziehen und die Armkugeln im Halbkreis nach hinten unten senken. Wiederholen Sie fünfmal.

→ So üben Sie korrekt
Der Brustkorb und die Rippen bleiben locker. Die Bewegung findet nur im Schultergelenk statt. Das Becken bleibt stabil!

→ Was diese Übung bewirkt
Vernetzung, Aufspannung und eine königliche Haltung.

→ Gut zu wissen
Bauen Sie diese Übung und »Bambus im Wind« in Ihren Alltag ein: Beide können Sie wunderbar am Wickeltisch, vor dem Stillen und unter der Dusche machen. So erinnern Sie sich immer wieder an die gute Haltung und daran: Je besser es Ihnen geht, desto besser geht es Ihrem Kind und Ihrer Familie.

Rücken gut – alles gut!

Gute Haltung macht die Schwangerschaft leicht und schützt Mutter und Kind während der Geburt. Sie finden anschließend Ihre Bestform sehr schnell wieder. Und Sie geben dem Kind die beste Voraussetzung für 100 Jahre Rückenglück mit auf den Lebensweg.

Die Wirbelsäule entsteht als Neuralrohr, sobald sich das Ei in der Gebärmutter einnistet. Die eigentliche Ausformung beginnt in der dritten Schwangerschaftswoche. Ab dem 43. Tag sind die 33 Wirbel bereits definiert vorhanden und schützen das junge Rückenmark mit den Nervenkanälen.
Neun Wirbel werden im Laufe der neun Monate zu Kreuz- und Steißbein zusammenwachsen. Das hilft dem Kind später, sein Gleichgewicht auf zwei Beinen halten zu können. 24 lose Wirbelkörper, gepuffert durch Bandscheiben, werden zu Lenden-, Brust- und Halswirbeln und bilden gemeinsam die schützende Knochenhülle für die »Blutfabrik Rückenmark« und die Zentralnervenbahn.

Natürliche Bewegung

Die meisten Wirbel-Säugetiere (Pferd, Elefant, Delphin ...) gebären selbstständige Junge. Vermutlich hat der aufrechte Gang des Menschen die Reifezeit des Embryos im Mutterleib verkürzt: Das Kind ist irgendwann zu schwer und muss raus.

Der Mensch kommt »unfertig« auf die Welt: Der Kopf ist zu groß und zu schwer. Die Halsmuskeln sind unterentwickelt, die Sinne nicht ganz ausgereift. Das Kind kann saugen, stoßen und greifen – Reflexe, die es im Mutterleib geübt hat. Es kann nicht richtig sehen, stehen, gehen.
Jede Bewegung des Kleinkindes geht von der Wirbelsäule aus. Wenn es mit den Füßen kickt, dann macht der ganze Körper mit. Er spannt sich auf, vibriert und zittert. Wenn das Kind die Arme ausstreckt, so ist das eine Ganzkörperbewegung. Wenn es weint, dann weint es vom Scheitel bis zur Sohle und zurück.
In diesem »Kindergarten« ist die menschliche Wirbelsäule gesund, kräftig, beweglich und geschmeidig wie junger Bambus. Ein Kind, das krabbelt, setzt dafür alle Muskeln ein, ist aktiv und entspannt zugleich.

Wer imitiert da wen?

Eines Tages stellt sich der kleine Mensch auf zwei Beine, kreatürlich und richtig. Das Kind braucht keine Gebrauchsanweisung für

seinen Körper, so wenig wie Tiger, Spatz und Co. Die gute Bewegung geschieht von selbst. Der kleine Körper ist aufgespannt von der Ferse bis zum Scheitel. Die beiden Hälften des Beckens rotieren unabhängig voneinander bei jedem Schritt. Das Kind »schwebt« über dem Boden, als würde es von Marionettenfäden dirigiert. Es fällt und folgt dabei dem Schwerpunkt, meist ist das – zum Glück – der Po. Dann richtet es sich wieder auf und läuft weiter.
Bitte greifen Sie in diesen Prozess nicht ordnend ein. Sagen Sie dem Kind nicht, es soll ruhig sitzen. Und lassen Sie der Bewegungsnatur Ihres Kindes allen Raum, den sie beansprucht. Mehr noch: Tauschen Sie doch die Rollen, betrachten Sie das Kind als Ihren Lehrer, Ihren Körpertherapeuten.

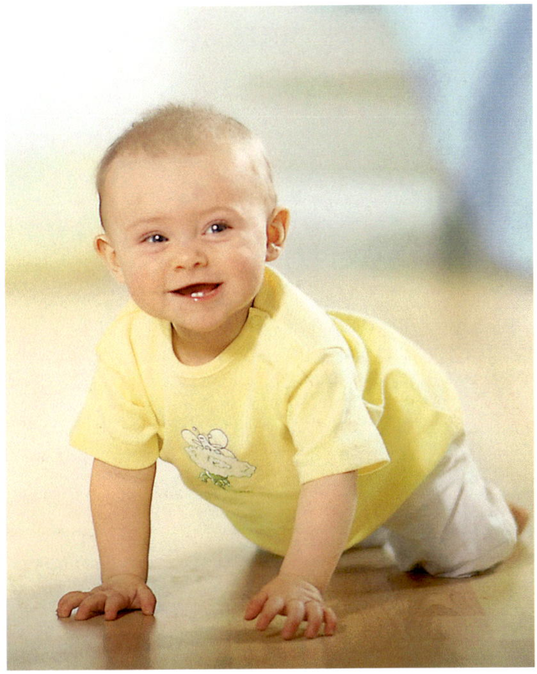

Knirps hat gut lachen: Die Aufspannung von Scheitel bis Sohle ist für Kleinkinder noch das Natürlichste der Welt.

Gute Vorbilder

Ein Kind, das in seiner unbändigen Bewegungslust dauernd gebremst wird, fängt früher oder später an, seinen Gefühlen und seinen Impulsen zu misstrauen. Es schaltet sein Gehirn ein. Es beobachtet und vergleicht: Kleinmensch nimmt sich Großmensch zum Vorbild – die Mutter, den Vater, die Schwester oder den Bruder. »Wenn es so, wie ich es machen möchte, nicht richtig ist, dann mache ich es halt wie die anderen. Die müssen doch wissen, wie's richtig ist.« Sie und ich können ein Lied davon singen: Sie haben vielleicht das Becken vorgeschoben. Der Bruder ging ins Hohlkreuz wie der Vater. Ich machte meinen Rücken krumm. In unseren Breitengraden sind 90 Prozent aller Rücken- und Haltungsschäden auf Imitation zurückzuführen. Nur ganz wenige Deformationen haben einen echten, triftigen Grund.

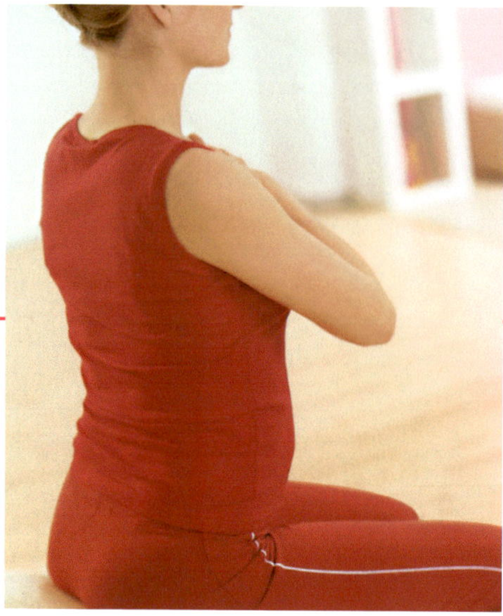

Dank der Übungen bekommen Sie einen gesunden, kraftvollen und biegsamen Rücken.

Die sieben goldenen Rückenregeln

Behandeln Sie den Rücken gut, so ist er auch zu Ihnen gut: ein Leben lang.

- **Regel 1**

Halten Sie die Wirbelsäule in Bewegung. Sie ist ein Meisterwerk der Evolution und macht fast alles gern mit, außer Stubenhocken, Sesselkleben und Steifgehen.

- **Regel 2**

Spannen Sie die Wirbelsäule auf – wie jeder Fisch und jeder Vogel. 24 Stunden am Tag. Wenn Sie tagsüber konsequent sind, dann geschieht das nachts automatisch. 200 kleine Muskeln, die Ihre Wirbelsäule schützen und stützen und für Sie in Aktion sind.

- **Regel 3**

Denken Sie vertikal, besonders, wenn Sie Sport machen. Immer Scham- und Steißbein nach unten und den Scheitelpunkt vertikal in die Gegenrichtung dehnen. Das reicht aus, um für die Bandscheiben und die Nerven Raum zu schaffen.

- **Regel 4**

Entwickeln Sie rückengesunde Gewohnheiten: Stehen Sie mindestens alle 20 Minuten auf und gehen Sie umher.

- **Regel 5**

Geben Sie die absurde Idee auf, tagsüber angespannt sein zu müssen, um sich abends vor dem Fernsehapparat gehen zu lassen. Das ist nicht entspannen, sondern kollabieren. Ließe sich eine Giraffe nur einmal so gehen wie wir, sie könnte nie mehr aufstehen, sie würde sich das Genick brechen.

- **Regel 6**

Wenn der Rücken schmerzt: dehnen und bewegen. Er schickt Ihnen Alarmsignale, nicht um Sie zu plagen, sondern weil er mit Ihnen glücklich 100 Jahre alt werden möchte. Verändern Sie Ihre Haltung so, dass der Schmerz ausbleibt.

- **Regel 7**

Alle CANTIENICA®-Übungen sind rückengerecht. Sie können jedes der hier angebotenen Workouts als eine Lebensversicherung für den gesunden, kraftvollen und biegsamen Rücken betrachten – und die Übungen natürlich umsetzen.

Zum Nachschlagen

Übungs-übersicht

Hier die Zusammenstellung der CANTIENICA®-Übungsprogramme mit den entsprechenden Seitenzahlen.

Das Grundprogramm üben

Das erste Trimenon

Das zweite Trimenon

Das dritte Trimenon

Geburtsvorbereitung

Partnerübungen

Wochenbett

Rückbildung

Bücher, die weiterhelfen

Benita Cantieni: **Tiger Feeling®.** Das sinnliche Beckenboden-Training für sie und ihn. Südwest Verlag

Theresia M. de Jong, Gabriele Kemmler: **Kaiserschnitt.** Wie Narben auf Bauch und Seele heilen können. Kösel Verlag

Jost Ebener: **Mutterschutz, Erziehungsgeld, Elternzeit.** Bund Verlag

Cornelia Enning: **Erlebnis Wassergeburt.** Ratgeber für Eltern und Geburtshelfer. vgs

Angela Heller: **Geburtsvorbereitung.** Methode Menne-Heller. Thieme Verlag

Angela Heller: **Nach der Geburt.** Wochenbett und Rückbildung. Thieme Verlag

Ute Körner, Ruth Rösch: **Ernährungsberatung in Schwangerschaft und Stillzeit.** Hippokrates Verlag

Frédérick Leboyer: **Sanfte Hände.** Die traditionelle Kunst der indischen Baby-Massage. Kösel Verlag

Frédérick Leboyer: **Geburt ohne Gewalt.** Kösel Verlag

Christine Mändle, Sonja Opitz-Kreuter, Andrea Wehling: **Das Hebammenbuch.** Lehrbuch der praktischen Geburtshilfe. Schattauer Verlag

Gerhard Martius, Wolfgang Heidenreich: **Hebammenlehrbuch.** Hippokrates Verlag

Ashley Montagu: **Körperkontakt.** Die Bedeutung der Haut für die Entwicklung des Menschen. Klett-Cotta Verlag

Lennart Nilsson, Lars Hamberger: **Ein Kind entsteht.** Mosaik bei Goldmann

Thomas Römer, Peter Mallmann, Wolfgang Straube (Hrsg.): **Pschyrembel Wörterbuch.** Therapie in Gynäkologie und Geburtshilfe. De Gruyter Verlag

Ingeborg Stadelmann: **Die Hebammensprechstunde.** Einfühlsame und naturheilkundliche Begleitung zu Schwangerschaft, Geburt, Wochenbett und Stillzeit. Selbstverlag

Bettina Salis: **Freudentränen und Babyblues.** Die eigene Balance finden. Rowohlt

Thomas R. Verny, Pamela Weintraub: **Das Baby von morgen.** Bewusstes Elternsein von der Empfängnis bis zum Säuglingsalter. Rogner & Bernhard bei Zweitausendeins

Bücher aus dem GRÄFE UND UNZER VERLAG, München

Dagmar von Cramm, Eberhard Schmidt: **Unser Baby.** Das erste Jahr.

Birgit Gebauer-Sesterhenn, Thomas Villinger: **Schwangerschaft und Geburt.** Informieren, orientieren, begleiten.

Márta Guóth-Gumberger, Elizabeth Hormann: **Stillen.** So versorgen Sie Ihr Baby rundum gut.

Brigitte Holzgreve: **300 Fragen zur Schwangerschaft.**

Anne Pulkinnen: **PEKiP: Babys spielerisch fördern.**

Karin Schutt: **Relax-Massagen.** Entspannung pur: solo oder mit Partner.

Michael Stellmann: **Kinderkrankheiten natürlich behandeln.**

Christina Voormann, Govin Dandekar: **Babymassage.** Berührung, Wärme, Zärtlichkeit.

Adressen, die weiterhelfen

Benita Cantieni
CANTIENICA LTD.
Seefeldstrasse 215
CH – 8008 Zürich
www.cantienica.com
Unter »Anbieter« sind Hebammen aufgelistet, die mit der CANTIENICA®-Methode arbeiten.

Deutschland

Babyclub
Goethestraße 115
73525 Schwäbisch Gmünd
www.babyclub.de
Info-Forum mit Hebammenfinder.

Bund Deutscher Hebammen e.V. (BDH)
Gartenstraße 26
76133 Karlsruhe
www.bdh.de

Bund Freiberuflicher Hebammen Deutschland e.V. (BFHD)
Kasseler Straße 1a
60486 Frankfurt
www.bfhd.de

Geburtskanal
Postfach 1046
51481 Overath
E-Mail: info@geburtskanal.de
oder
redaktion@geburtskanal.de
www.geburtskanal.de
Großes Forum für Eltern und Hebammen; mit ausführlichen Informationen und Links für die Hebammensuche in Deutschland, Österreich und der Schweiz.

www.hebammensuche.de
Hebammenadressforum mit über 6000 Hebammenadressen.

Österreich

Hebammen-Zentrum
Lazarettgasse 6/2/1
1090 Wien
www.hebammenzentrum.at

Österreichisches Hebammengremium
Postfach 438
1060 Wien
www.hebammen.at

Schweiz

Schweizerischer Hebammenverband
Flurstraße 26
3000 Bern 22
www.hebammen.ch

Schweizerischer Verband der Mütterberaterinnen
Elisabethenstrasse 16
8036 Zürich
www.muetterberatung.ch

Info

Die Aufgaben der Hebammen

- Schwangeren-Vorsorge
- Beratung in der Schwangerschaft
- Beratung und Betreuung bei Schwangerschaftsbeschwerden und vorzeitigen Wehen
- Geburtsvorbereitung/Schwangerschaftsgymnastik
- Geburtsbetreuung in der Klinik, Geburtshaus, Hausgeburt
- Betreuung und Beratung im Wochenbett
- Stillberatung
- Rückbildungsgymnastik
- Hebammen sind meistens weitergebildet in unterstützenden alternativen Heilmethoden.

Register

Impressum

Fotoproduktion:
Tom Roch

Weitere Fotos:
Didymos: S. 135. Getty: S. 67, 101, 127, 138. GU: Innenklappe vorn (K. Vey); S. 2 oben (A. Eickenberg); 4, 153 (A. Anders); 47 (E. Geneletti). Jahreszeiten-Verlag: S. 26. Jump: S. 8, 19, 29, 48, 53, 69, 85, 115. Mauritius: S. 83. Picture Press: U4 Mitte, S. 99, 124. Privat: B. Cantieni (U3 oben), K. Altpeter-Weiß (U3 unten). Zefa: U4 oben, S. 129.

Illustrationen:
Heidemarie Vignati

Ein Dankeschön ...
für die freundliche Unterstützung der Fotoproduktion an:
– IKEA, Eching
– C & A, München
– Kokon, München
– Reebok Deutschland, Oberhaching
– Karstadt Sport, München

Die GU-Homepage finden Sie unter www.gu-online.de

Umwelthinweis
Dieses Buch wurde auf chlorfrei gebleichtem Papier gedruckt. Um Rohstoffe zu sparen, haben wir auf Folienverpackung verzichtet.

GRÄFE UND UNZER

Ein Unternehmen der
GANSKE VERLAGSGRUPPE

Programmleitung:
Ulrich Ehrlenspiel
Redaktion: Monika Rolle
Lektorat: Marion Schulz
Umschlag- und Innenlayoutgestaltung: independent Medien-Design, Cover: Claudia Hautkappe
Herstellung: Maike Harmeier
Satz: Bernd Walser Buchproduktion, München
Repro: Penta Repro, München
Druck und Bindung: Druckhaus Kaufmann, Lahr

ISBN 3-7742-6478-3

Auflage	4.	3.	2.	1.
Jahr	07	06	05	04

DAS ORIGINAL • GU • MIT GARANTIE

Das Original mit Garantie

Ihre Meinung ist uns wichtig.
Deshalb möchten wir Ihre Kritik, gerne aber auch Ihr Lob erfahren. Um als führender Ratgeberverlag für Sie noch besser zu werden. Darum: Schreiben Sie uns! Wir freuen uns auf Ihre Post und wünschen Ihnen viel Spaß mit Ihrem GU-Ratgeber.

Unsere Garantie:
Sollte ein GU-Ratgeber einmal einen Fehler enthalten, schicken Sie uns das Buch mit einem kleinen Hinweis und der Quittung innerhalb von sechs Monaten nach dem Kauf zurück. Wir tauschen Ihnen den GU-Ratgeber gegen einen anderen zum gleichen oder zu einem ähnlichen Thema um.

GRÄFE UND UNZER VERLAG
Redaktion Partnerschaft & Familie
Postfach 86 03 25
81630 München
Fax: 0 89 / 4 19 81-1 13
E-Mail: leserservice@graefe-und-unzer.de

Wichtiger Hinweis
Die Informationen, Ratschläge und Übungen in diesem Buch stellen die Erfahrung bzw. Meinung der Autorinnen dar. Sie wurden von ihnen nach bestem Wissen erstellt und mit größtmöglicher Sorgfalt geprüft. Alle Übungen wurden sorgfältig danach ausgewählt, wie sie sich in der Praxis bewährt haben. Sie sind für Menschen mit normaler Konstitution geeignet. Dennoch sind Sie aufgefordert, in eigener Verantwortung zu entscheiden, ob und inwieweit Sie diese Vorschläge umsetzen können und möchten. Lassen Sie sich in allen Zweifelsfällen zuvor durch einen Arzt beraten! Weder die Autorinnen noch der Verlag können für eventuelle Nachteile oder Schäden, die aus den im Buch gegebenen praktischen Hinweisen resultieren, eine Haftung übernehmen.

Das CANTIENICA®-Grundprogramm

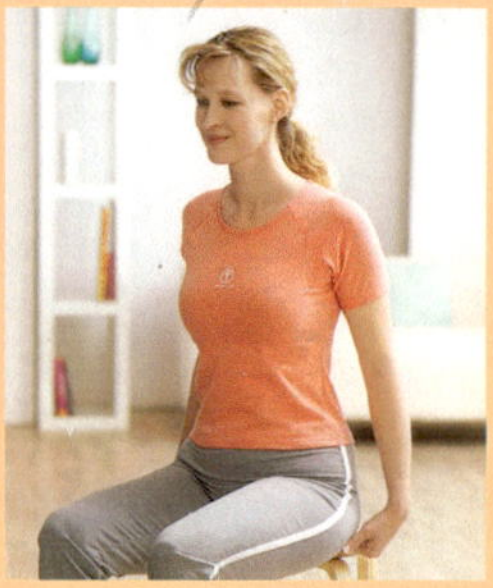

Beckenboden entdecken

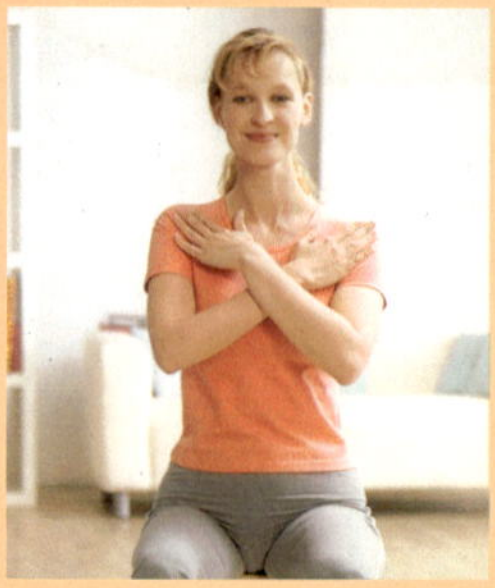

Aufgerichtet sitzen

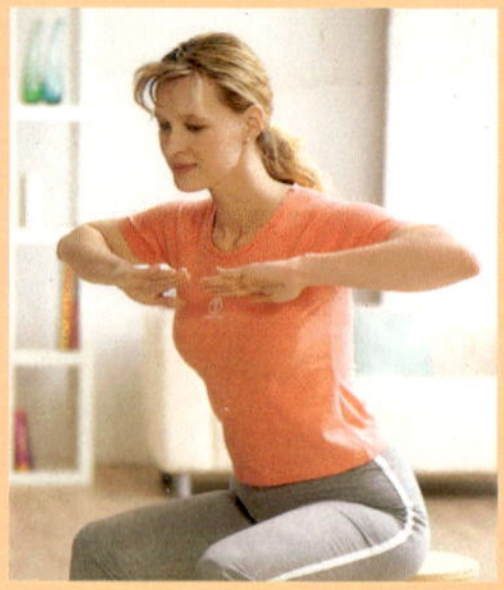

Netzwerk Rücken

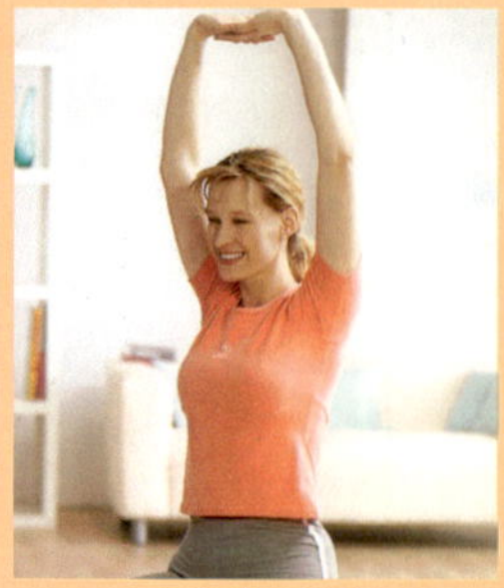

Schulterfrei

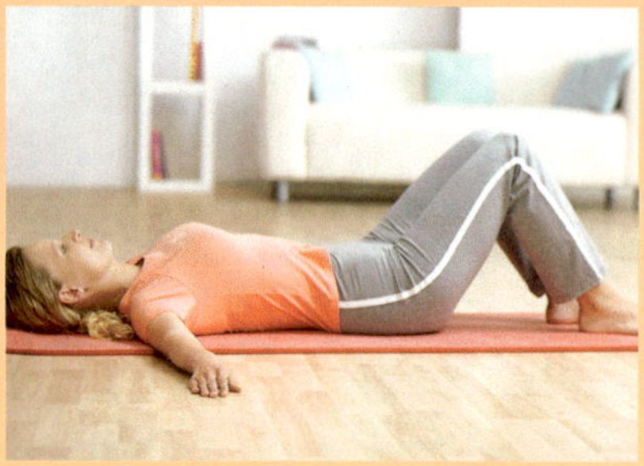

Rückenlang

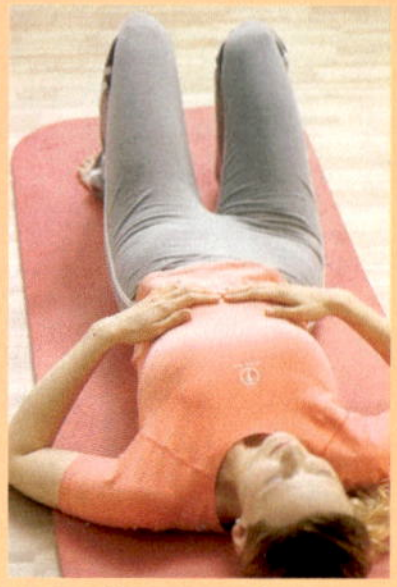

Beckenrotationen

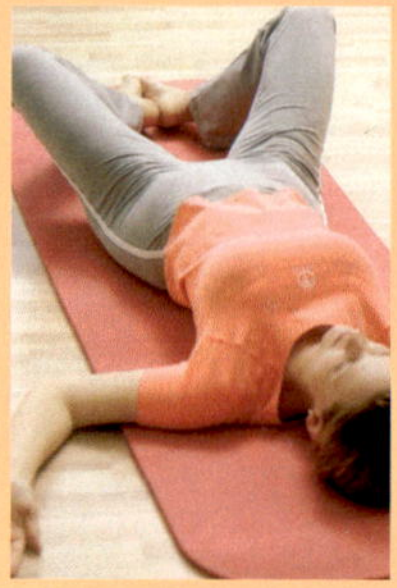

Hüftdehnung

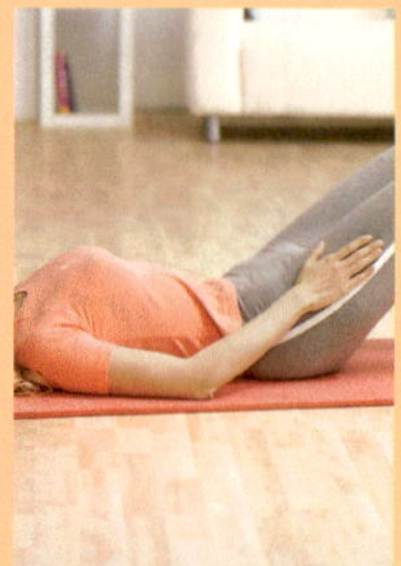

Hängebrücke

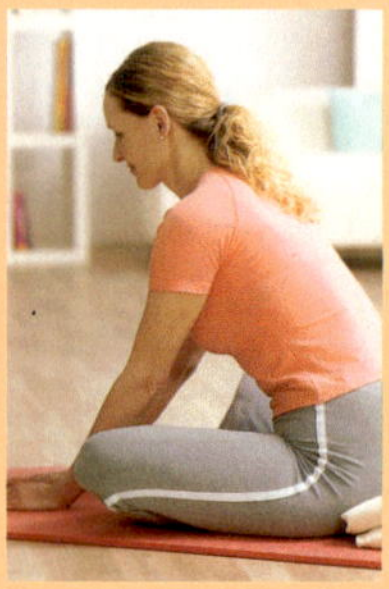

Schneidersitz

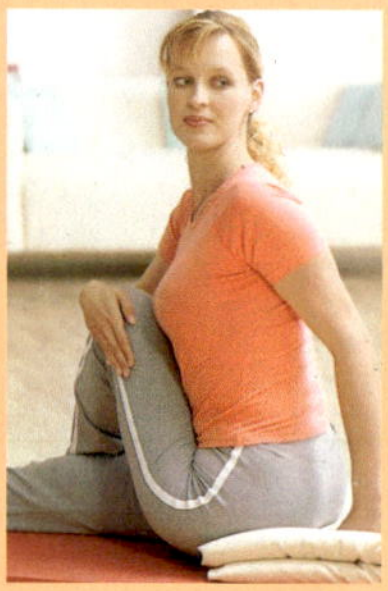

Kleiner Drehsitz

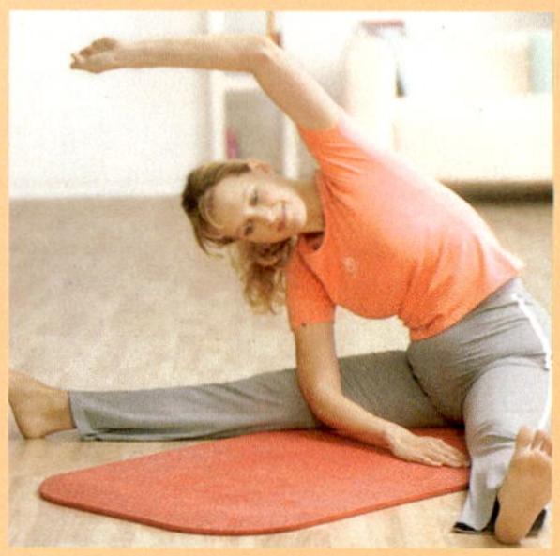

Albatros

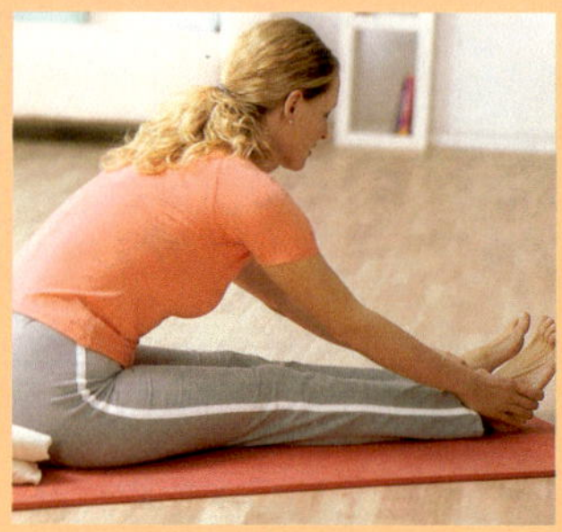

Beinstretch

Das erste Trimenon

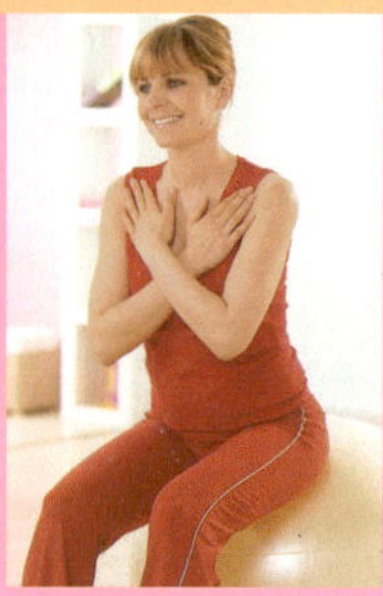

Fliegender Rücken

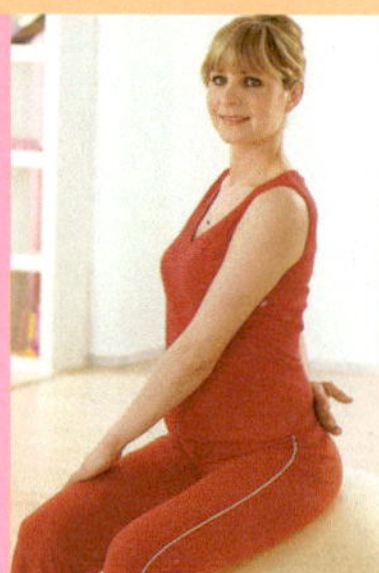

Happy Twist

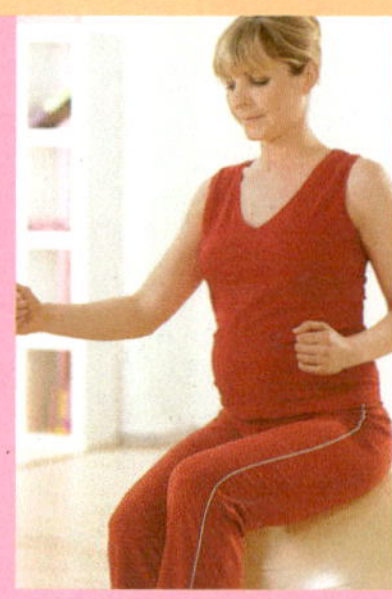

Powerwalk

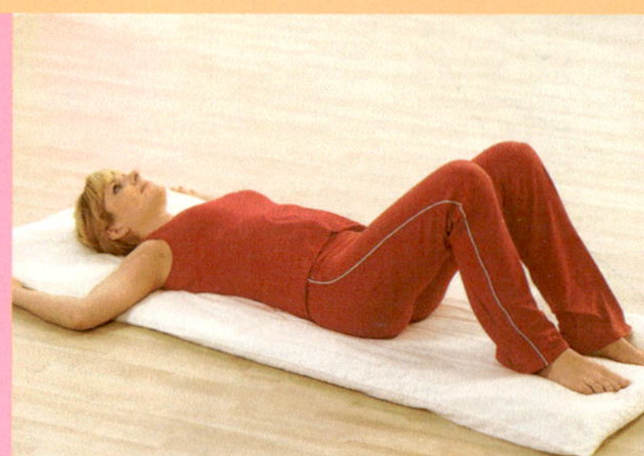

Rückenlang diagonal

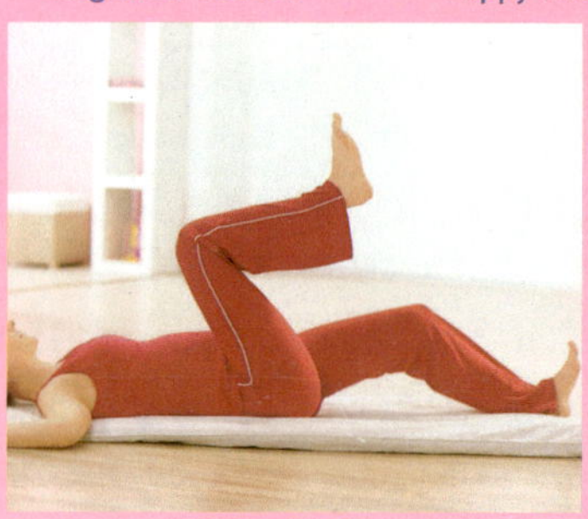

Fersenstoßen

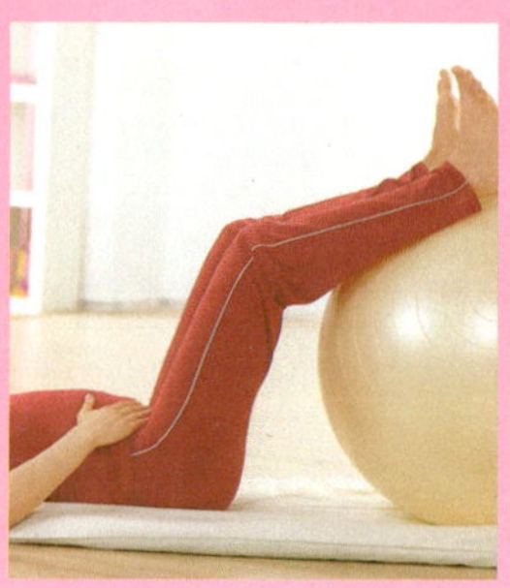

Unterbauchkraft

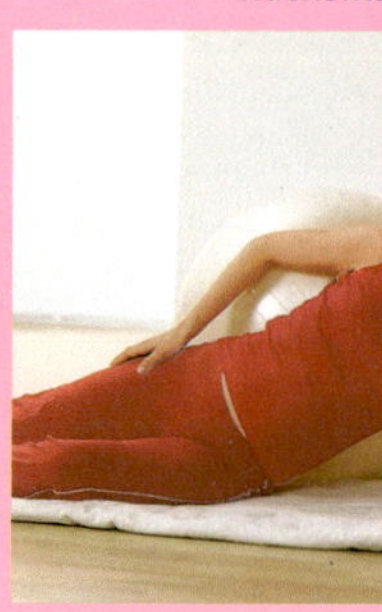

Das Powerbecken

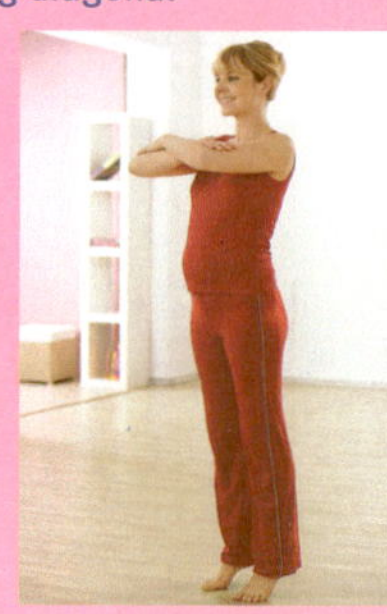

Tripp-Trapp